Dr. med. Karl Pflugbeil
Dr. med. Irmgard Niestroj
Das innere Dreieck

Dr. med. Karl Pflugbeil
Dr. med. Irmgard Niestroj

Das innere Dreieck

Wie Sie am besten Ihre Gesundheit
im Gleichgewicht halten

HERBIG
Gesundheitsratgeber

© 1997 F. A. Herbig Verlagsbuchhandlung GmbH, München,
und Script Medien Agentur GmbH, München
Alle Rechte vorbehalten
Umschlaggestaltung: Wolfgang Heinzel
Umschlagbild: Image Bank, Paolo Curto
Satz: Walter Typografie & Grafik, Würzburg
Gesetzt aus: 11/13 Optima
Druck und Binden: Jos. C. Huber KG, Dießen
Printed in Germany
ISBN 3-7766-2008-0

Inhalt

Vorwort 9

1   Die Leber 11

Zunächst einmal: Nehmen Sie sich eine Minute Zeit 11
Bau und Funktion: Die Leber, ein einzigartiges Organ 12
    Wie die Leber den Stoffwechsel bewältigt   19
    Wie die Leber vor einer Vergiftung schützt   26
    Was die Leber für das Blut tut   32
    Warum die Leber für das Immunsystem so wichtig ist   34
    Warum die Leber quasi unsterblich ist   36
Vorbeugung: Das Beste, was Sie für Ihre Leber tun können 39
    Alkohol: Nicht zuviel, nicht zu lange   40
    Ernährung: Von jedem etwas, von allem das Richtige   46
    Arzneimittel: Nach Vorschrift einnehmen, auf Warnzeichen achten   52
    Umweltgifte: Vorbeugen durch Verhalten und mit Vitaminen   56
    Schutzimpfung: Jetzt auch gegen Hepatitis A und B   60
    Fünf gute Tips für eine gesunde Leber   63
Krankheiten: Worunter die Leber am meisten leidet 68
    Fettleber – die mit Abstand häufigste Veränderung des Organs   69

Inhalt

    Leberfibrose – eine übermäßige Vermehrung des Parenchym-Bindegewebes 72
    Leberzirrhose – das Endstadium 74
    Akute Hepatitis 83
    Chronische Hepatitis 89
    Alkohol-Hepatitis 91

Therapie: Wie die kranke Leber am besten behandelt wird 93
    Akute Hepatitis: Souvenir aus der Ferne 93
    Fettleber: Eine Kehrseite vom allzu guten Leben 95
    Medikamente: Leberschaden als Nebenwirkung 97
    Vitamin A: Zuviel des Guten 100
    Chemikalien: Gift für die Leber 102
    Zoonose: Bandwurm in der Leber 103
    Stoffwechselstörung: Nicht nur zuviel Fett 107
    Was Patienten selbst gegen Erkrankungen der Leber tun sollten 110

2   Die Galle 117

Zunächst einmal: Nehmen Sie sich eine Minute Zeit 117
Bau und Funktion: Die Galle, ein Wort für zwei Begriffe 118
Vorbeugung: Was Sie mit Essen und Trinken für die Gesundheit Ihrer Galle tun können 125
Krankheiten: Worunter die Galle am meisten leidet 130
    Wenn die Galle überläuft: Steine 130
    Wenn es zu Komplikationen kommt: Entzündungen der Gallenblase und der Gallenwege 141

Inhalt

Therapie: Wie die kranke Galle am besten
behandelt wird 146
    Steine in der Gallenblase: Folgen für den
    ganzen Organismus 147
    Gallenstein im Ausführungsgang: Störung
    der Verdauung 150
    Was Patienten selbst gegen Gallenleiden
    tun sollten 154

3   Die Bauchspeicheldrüse 158

Zunächst einmal: Nehmen Sie sich eine Minute
Zeit 158
Bau und Funktion: Die Bauchspeicheldrüse, das
Zentralorgan für die Verdauung 159
Vorbeugung: Warum alles, was Sie für Leber
und Galle tun, auch Ihrer Bauchspeicheldrüse
nützt 166
Krankheiten: Worunter das Pankreas am meisten
leidet 168
    Akute Pankreatitis – wie ein Blitz aus heite-
    rem Himmel 169
    Chronische Pankreatitis – lebenslänglich, mit
    vielen Folgewirkungen 173
Therapie: Wie die kranke Bauchspeicheldrüse
am besten behandelt wird 177
    Akute Pankreatitis: Notfall in der
    Nacht 178
    Chronische Pankreatitis: Störung von Stoff-
    wechsel und Verdauung 181
    Was Patienten selbst gegen Erkrankungen
    der Bauchspeicheldrüse tun sollten 184

Inhalt

4 Unsere Dreieck-Therapie 188

Was Leber, Galle und Bauchspeicheldrüse am besten hilft 188

    Immun-Therapie mit Antikörpern: Reiz zur Regeneration 190
    Immun-Therapie mit Thymus-Peptiden: Regulation zum Gesunden 192
    Vital-Plus-Therapie: Die richtigen Nährstoffe in der richtigen Menge 195
    Sauerstofftherapien: Mit einer Infusion, in drei Schritten 198
    Neuraltherapie: Über Segmente, gegen Störfelder 200
    Heilfasten: Zwei gute Gründe für die Gesundheit 203
    Darmsanierung: Gesund durch Symbioselenkung 206
    Enzymtherapie: Bei Entzündungen, als Ersatz 209
    Homöopathie: Gleiches heilt Gleiches 211
    Phytotherapie: Pflanzen fangen Radikale 214
    Physiotherapie: Wärme und Kälte helfen 218
    Ernährungstherapie: Nährstoffe sind Medizin 220

Literatur 224

Register 225

Vorwort

Das innere Dreieck – das sind die Leber mit der Galle und die Bauchspeicheldrüse. Wir haben die Organe unter diesem Begriff zusammengefaßt, um damit zu verdeutlichen, daß sie eine fundamentale Einheit bilden, deren lebenswichtige Funktionen eng miteinander verbunden sind. Daß wir dieses Buch dennoch in drei einzelne Kapitel gliedern, geschieht allein des besseren Zugriffs wegen – damit jeder Leser leichter die Informationen findet, die ihn in diesem Zusammenhang besonders interessieren.

Das innere Dreieck – das ist eine Schwachstelle von Millionen Menschen. Schädigungen und Erkrankungen von Leber, Galle, Bauchspeicheldrüse sind auch in Deutschland so weit verbreitet wie nie zuvor, und sie werden zunehmend häufiger. Nach Schätzungen aus der ärztlichen Praxis hat bereits jeder vierte Patient eine Verfettung der Leber beziehungsweise eine Fettleber, und etwa vier Millionen Patienten sind an einem chronischen Leberleiden erkrankt; jede fünfte Frau und jeder zehnte Mann hierzulande hat Gallensteine; bis zu 30 000 Deutsche erkranken in jedem Jahr an einer akuten Entzündung der Bauchspeicheldrüse, an der noch immer jeder sechste Betroffene stirbt, und Zehntausende leiden unter einer chronischen Pankreatitis.

An Leber, Galle, Bauchspeicheldrüse erkranken immer mehr Menschen

Vorwort

Die Dreieck-Therapie am Schwarzwald Sanatorium Obertal

Wir belassen es nicht bei dieser Bilanz. Wir erklären in diesem Buch ausführlich, warum und wie diese besorgniserregende Entwicklung zustande kommt, wie die wichtigsten Erkrankungen dieser Organe entstehen und wie sie verlaufen.

Das innere Dreieck – das ist zugleich der Titel für ein umfassendes Programm im Kampf gegen die Erkrankungen von Leber, Galle, Bauchspeicheldrüse. Wir haben dafür die sogenannte Dreieck-Therapie entwickelt, mit der wir am Schwarzwald Sanatorium Obertal gute Erfolge erreichen. Ihre Grundlagen werden in diesem Buch zum ersten Mal einer Öffentlichkeit vorgestellt, und ihre Anwendung wird anhand von Krankengeschichten geschildert. Wir geben bewährte Empfehlungen zur Selbsthilfe, die Patienten das Leben mit diesen Erkrankungen erleichtern. Wir setzen Schwerpunkte mit Ratschlägen, dank derer – zum einen – bereits entstandene Schäden an den Organen wieder rückgängig gemacht werden können, ehe sie den Menschen krankmachen, und die – zum anderen – Gewähr für eine bestmögliche Vorbeugung der Erkrankungen sind.

Dieses Buch kann und soll natürlich nicht den Arzt ersetzen. Bei allen unklaren, schmerzhaften oder andauernden Beschwerden sind seine Diagnose und Therapie unverzichtbar. Es soll jedoch wichtige Informationen vermitteln und kann auf diese Weise eine große Hilfe sein zum Gesundbleiben beziehungsweise zum Gesundwerden.

Dr. med. Karl J. Pflugbeil
Dr. med. Irmgard Niestroj

1 Die Leber

Die Leber ist ein wahres Wunderwerk. Sie führt mindestens 500 verschiedene biochemische Prozesse aus, die für Gesundheit und Überleben des Menschen unerläßlich sind. Und trotzdem wird sie oftmals recht »stiefmütterlich« behandelt, denn sie macht sich erst bemerkbar, wenn bereits gravierende Schädigungen an ihr entstanden sind. In diesem Kapitel lernen Sie das Organ näher kennen und verstehen; Sie erfahren, was gut beziehungsweise schlecht dafür ist, und welche Lebererkrankungen und entsprechende Therapien es gibt.

Zunächst einmal: Nehmen Sie sich eine Minute Zeit

Bevor Sie dieses Kapitel lesen, sollten Sie die folgenden zehn Fragen beantworten. Sie weisen auf weitverbreitete Risikofaktoren sowie auf häufige Warnzeichen für Störungen und Erkrankungen des Organs hin.
1. Essen Sie reichlich Fett und Süßigkeiten?
2. Trinken Sie gern und oft Alkohol, mitunter auch mehr davon, als Ihnen bekommt?

Die Leber

> *Zehn Fragen zeigen Risikofaktoren und Warnzeichen auf*

3. Haben Sie nicht mehr einen so guten Appetit, und vertragen Sie Alkohol und / oder Fett nicht mehr so gut wie früher?
4. Nehmen Sie regelmäßig Arzneimittel ein?
5. Haben Sie des öfteren ein Völlegefühl im Bauch, verbunden mit Aufstoßen und Blähungen?
6. Werden Sie eher müde als früher?
7. Haben Sie weniger Lust zur Arbeit, und hat auch Ihre Leistungsfähigkeit nachgelassen?
8. Sind Sie seit einiger Zeit nervöser und reizbarer, so daß Ihnen rasch »eine Laus über die Leber läuft«?
9. Haben Sie häufiger einen Juckreiz und / oder blaue Flecken in der Haut?
10. Sehen Sie in den Spiegel: Ist das Weiße in Ihren Augen gelblich verfärbt?

Falls Sie auch nur zwei dieser Fragen mit »Ja« beantworten, sollten Sie sich möglichst bald einmal von Ihrem Arzt gründlich untersuchen lassen. Es könnte sich bei diesen Symptomen – muß jedoch nicht – um einen Hinweis auf eine Störung beziehungsweise eine Erkrankung der Leber handeln. Sollte das tatsächlich der Fall sein, wäre es Ihr Gewinn. Denn je eher eine Behandlung beginnt, desto größer ist die Aussicht auf ihren Erfolg.

Bau und Funktion: Die Leber, ein einzigartiges Organ

Einen derart gigantischen Chemie-Konzern kann sich ein Mensch wohl kaum vorstellen: In 100 000 Fabriken sind jeweils mehr als drei Millionen Mitarbeiter damit beschäftigt, mindestens 500 verschiedene Produkte herzustellen. Und doch hat jeder Mensch solch

Bau und Funktion

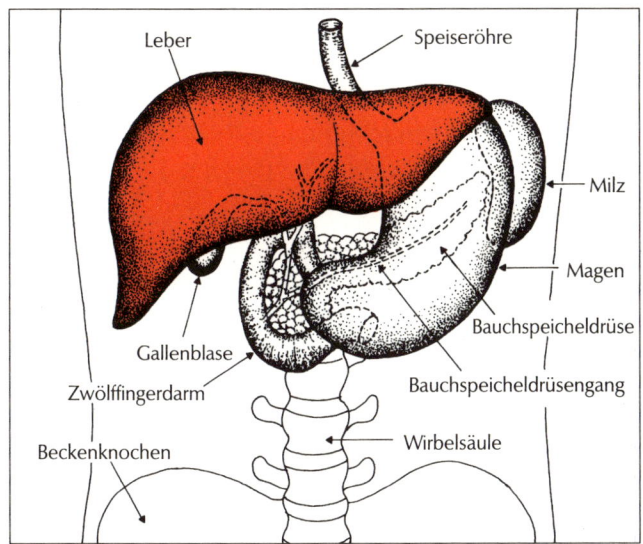

So liegt die Leber im Körper des Menschen: neben Magen und Milz, über der Bauchspeicheldrüse und dem Darm, gut geschützt unter dem rechten Rippenbogen (der hier der besseren Übersichtlichkeit wegen weggelassen wurde).

ein Wunderwerk in seinem Körper. Es ist die Leber (Hepar). Sie besteht aus etwa 100 000 Leberläppchen mit jeweils mehr als drei Millionen Leberzellen, die mindestens 500 verschiedene biochemische Prozesse ausführen.

Die Leber ist das vielseitigste Organ im Körper. Als sogenanntes Zentrallaboratorium ist sie nahezu an allen Reaktionen des Stoffwechsels beteiligt. Darüber hinaus übt sie viele weitere Funktionen aus, die den Menschen am Leben erhalten. Ohne sie müßte der gesamte Organismus binnen kurzer Zeit zusammenbrechen.

Die Funktionen der Leber sind vielfältig

Die Leber

Trotz ihrer enormen Kapazität ist die Leber von Natur aus so kompakt beschaffen, daß sie ganze 1500 Gramm wiegt (womit sie das schwerste Einzelorgan im Körper ist) und im rechten Oberbauch Platz hat (wo sie weitgehend geschützt hinter den Rippen sitzt). Dort liegt sie in etwa gleicher Höhe wie der Magen, reicht unten hinab bis zum rechten Rippenbogen und ist oben mit dem Zwerchfell verbunden, dessen Atembewegungen sie mitmacht; beim tiefen Einatmen gleitet die Leber deshalb einige Zentimeter in den Bauchraum hinab.

Eine gesunde Leber hat eine spiegelnde glatte Oberfläche, eine rotbraune Farbe und eine weiche Konsistenz. Sie wird von einer derben Kapsel zusammengehalten. Diese äußere Hülle ist als einziger Bestandteil des Organs von sensiblen Nervenfasern durchzogen, die Druck und Schmerzen wahrnehmen und weitermelden. Im Inneren fehlen sie, und deshalb heißt es zurecht: »Die Leber leidet stumm« – weshalb häufig Schäden an Leberzellen allzu lange nicht bemerkt werden.

Wie sich die Leber zusammensetzt

Die Leber besteht aus mehreren Lappen, von denen der rechte (Lobus dexter) der größte ist. An ihrer Unterseite öffnet sich die Leberpforte (Porta hepatis). Durch sie verläßt der Gallengang (Ductus hepaticus) das Organ, während Leberarterie (Arteria hepatica) und Pfortader (Vena portae) hineingelangen. Diese doppelte Blutversorgung ist ebenso einzigartig wie die Leber selbst und Voraussetzung für deren Funktion. Die Leberarterie transportiert den Sauerstoff für die Gewinnung von Energie heran. Weil die Leber sehr aktiv ist, verbraucht sie auch sehr viel davon;

Die Leber hat eine doppelte Blutversorgung

Bau und Funktion

etwa zwölf Prozent vom gesamten aufgenommenen Sauerstoff gelangen zu ihr, nur das Gehirn erhält noch mehr.

Dieser Bedarf wird nur zu einem relativ kleinen Teil von der Leberarterie gedeckt, den größeren Anteil an Sauerstoff liefert normalerweise die Pfortader, die eigentlich eine Vene ist. Sie sammelt das venöse Blut aus der Milz und aus den Verdauungsorganen im Bauchraum und führt es der Leber zu samt den Nährstoffen, aber auch Schadstoffen, die sie im Darm aufgenommen hat und die nun vom zentralen Stoffwechselorgan verarbeitet beziehungsweise entgiftet werden müssen – was noch ausführlicher beschrieben wird.

In jeder Minute wird die Leber von etwa 1,5 Liter Blut durchflossen. In ihr vermischt sich das Blut aus der Leberarterie und aus der Pfortader. Es verteilt sich gleichmäßig und strömt durch ein zweites Kapillarsystem in den Leberläppchen. Anschließend sammelt es sich in den Lebervenen (Venae hepatica), verläßt das Organ und mündet in die untere Hohlvene (Vena cava inferior), durch die es kurz darauf den rechten Vorhof des Herzens erreicht. Damit derweilen Zeit genug ist, zwischen Blut und Zellen Substanzen auszutauschen, sind die zuführenden Gefäße verzweigter als die abführenden, wodurch der Blutstrom verlangsamt wird.

Die Rolle der Leberläppchen und Kapillaren

Von der derben äußeren Kapsel zieht sich zartes Bindegewebe ins Innere der Leber. Es bildet ein feines, schwammartiges Gerüst, in dem die verschiedenen Gefäße verlaufen und in dem die vielen Leberläppchen untergebracht sind. Jedes Leberläppchen

Und sie verbraucht sehr viel Sauerstoff

Die Leber

Paarweise nebeneinander liegende Leberzellen bilden sogenannte Balken

(Lobulus) ist ein zylindrisches Gebilde mit einer Länge von etwa 2 Millimetern und einem Durchmesser von 1 bis 1,5 Millimetern. In ihnen liegen Millionen von Leberzellen (Hepatozyten) jeweils zu zweit nebeneinander und bilden sogenannte Balken, die wiederum strahlenförmig angeordnet sind.

Zwischen den Balken fließt das Blut in weiten Kapillaren (Sinusoide) der Zentralvene in der Mitte zu, durch die es das Leberläppchen wieder verläßt. Diese Seite der Leberzellen ist der »Blutpol«, an dem der Austausch von Stoffen erfolgt. Zu diesem Zweck sind sowohl die Kapillaren als auch die Zellen besonders beschaffen. Die Kapillaren haben keine dichte Grenzschicht (Basalmembran), ihre innere Auskleidung (Endothel) ist mit feinen Löchern (Fenestrae) durchsetzt.

Die Aufgabe der Kapillaren

Dadurch bedingt werden die festen Bestandteile des Blutes zurückgehalten, während das flüssige Blutplasma mit den darin gelösten Stoffen passieren und die Leberzellen ganz eng umspülen kann. Die Membran der Leberzellen ist mit zahlreichen winzigen Ausstülpungen (Mikrovilli) versehen, welche ihre Oberfläche vergrößern. Ihre Anzahl richtet sich nach den Erfordernissen; sind nach einer Mahlzeit mehr wichtige Nährstoffe im Blut enthalten, sind auch die Mikrovilli stärker ausgebildet. Dieser enge Kontakt sowie die große Fläche sind optimale Voraussetzungen für den intensiven Stoffwechsel in der Leber – auf den noch näher eingegangen wird.

Der »Gallepol«

Zwischen den jeweils zu zweit nebeneinander liegenden Leberzellen verläuft mitten in jedem Balken eine ganz feine Gallenkapillare. Dieses Röhrchen ist so winzig, daß es selbst unter einem Lichtmikroskop

Bau und Funktion

nur schwer zu erkennen ist. Es sammelt die Gallenflüssigkeit, die von den Leberzellen abgesondert wird, und leitet diese einem System von Gängen zu, über das sie die Leber verläßt (mehr darüber ab Seite 118). Diese Seite der Leberzelle ist der »Gallepol«. Sie hat ebenfalls eine durch Mikrovilli stark vergrößerte Oberfläche, um Sekrete besser abgeben zu können.

Die Wege des Blutes und der Galle durch die Leber sind also normalerweise räumlich streng getrennt. Bei Störungen und Schädigungen der Leberzellen kann jedoch Gallenflüssigkeit ins Blut übertreten, so daß Haut und Schleimhäute gelblich verfärbt werden. Diese Gelbsucht (Ikterus) muß allerdings nicht bei allen Lebererkrankungen sichtbar sein.

Sind Leberzellen geschädigt, kann Gallenflüssigkeit ins Blut gelangen

Die einzelnen Leberläppchen sind von sogenannten Bindegewebszwickeln (Portalfelder) begrenzt, in denen je ein Ast der Leberarterie und der Pfortader sowie ein Gallengang verlaufen. Gemeinsam mit den dazugehörenden Leberläppchen stellen diese Bestandteile eine funktionelle Einheit (Azinus) dar. In ihnen sind jeweils etwa eine Million Leberzellen (Hepatozyten) zusammengefaßt. Sie bilden das sogenannte Parenchym; das sind die spezifischen Zellen eines Organs, die dessen Funktion bedingen.

Was ein Parenchym ist

Oberflächlich gesehen, erscheinen alle Leberzellen gleich, als würfelförmige Gebilde mit Kantenlängen von $1/30$ Millimeter. Erst die vieltausendfache Vergrößerung mit dem Elektronenmikroskop offenbart das komplizierte Innenleben. Eine genauere Kenntnis über die Struktur der Einzelzelle ist eine wichtige Voraussetzung für das Verstehen der lebenswichtigen Aufgaben, welche die Leber wahrnimmt.

Im Zellkern sind die Informationen für alle Funktionen der Leberzellen gespeichert. Sie werden auf die an-

Die Leber

deren Bestandteile übertragen und steuern deren Tätigkeit.

Die Organellen

- Die Mitochondrien sind sowohl »Kraftwerke«, die Energie in Form von ATP (Adenosintriphosphat) bereitstellen, als auch »Chemiefabriken«, in denen mit Hilfe von Enzymen vielfältige Prozesse im Stoffwechsel ablaufen; unter anderem werden Eiweißstoffe umgebaut und wird Cholesterin gebildet. Für diese Arbeit besitzt die Leberzelle bis zu 1000 Mitochondrien; das sind viel mehr als in irgendeiner anderen Zelle.
- Das endoplasmatische Retikulum (ER) ist ein System aus gefalteten Membranen, die miteinander verbundene Hohlräume umschließen. Es zieht sich durch die Leberzelle hin, hat dabei Verbindungen mit dem Zellkern und mit dem Außenraum. Ein Teil von ihm ist das »rauhe ER«; es ist mit sogenannten Ribosomen besetzt, die Eiweiß produzieren. Der andere Teil ist das »glatte ER«, das an der Umwandlung von Stoffen beteiligt ist, zum Beispiel an der Produktion der Gallensäuren, und größte Bedeutung für die Entgiftung schädlicher Substanzen hat.
- Die Lysosomen sind rundliche Körper, in denen zahlreiche zersetzende Enzyme konzentriert sind. Von ihnen werden aufgenommene Substanzen und auch verbrauchte Bestandteile der Zelle selbst abgebaut und für die Ausscheidung vorbereitet.
- Der Golgi-Apparat besteht aus Membranen, die Röhren und Bläschen bilden. In ihnen werden Produkte der Leberzellen entweder für eine Speicherung vorbereitet oder der Ausscheidung zugeführt.

Das »rauhe« und das »glatte ER«

Bau und Funktion

Was die Kupfferschen Sternzellen bewirken

Soviel über den Aufbau der Hepatozyten. Sie machen mit etwa 80 Prozent den größten Teil der Leberzellen aus. Daneben gibt es noch das stützende Bindegewebe sowie einige Zelltypen, deren Funktion noch immer nicht genau bekannt ist, und vor allem die Kupfferschen Sternzellen (so benannt nach dem deutschen Anatomen KARL W. VON KUPFFER).

Sie säumen die Innenwände der Blutkapillaren in den Leberläppchen und strecken sternförmige Fortsätze in den Blutstrom aus. Mit ihnen fangen sie körperfremde Stoffe wie Krankheitserreger und giftige Substanzen aus dem Verdauungstrakt ebenso ab wie überalterte Bestandteile des eigenen Körpers, vor allem zerfallene rote Blutkörperchen. Sie werden von ihnen aufgenommen und abgebaut. Denn die Kupfferschen Sternzellen sind festsitzende Freßzellen (Phagozyten) und als solche Hauptbestandteil des sogenannten retikuloendothelialen Systems (RES). Das ist eine spezielle Funktionseinheit des Immunsystems, das sich in einem Netzwerk über Leber, Lunge, Mandeln, Milz und Lymphknoten ausbreitet.

Die Kupfferschen Sternzellen säubern das Organ von schädlichen Stoffen

Wie die Leber den Stoffwechsel bewältigt

Wohl noch mehr als durch ihre Vielzahl von insgesamt 300 Milliarden beeindrucken die Leberzellen durch ihre Vielfalt. In diesen winzigen Gebilden verlaufen mehr als 500 biochemische Reaktionen, für die sie selbst auch noch etwa 1000 verschiedene Enzyme bereitstellen. Das ist eine großartige Leistung, die überhaupt erst den Stoffwechsel möglich macht, der den Menschen am Leben erhält. Es würde den Rahmen dieses Buches sprengen, alle seine Abläufe zu beschreiben und alle seine Produkte vorzustellen;

300 Milliarden Leberzellen bewirken 500 biochemische Reaktionen und stellen 1000 Enzyme bereit

Die Leber

deshalb soll der folgende Einblick in die wichtigsten Funktionen der Leber genügen.

Wer Stoffwechsel sagt, der meint »die Gesamtheit der lebensnotwendigen biochemischen Vorgänge beim Auf-, Um- und Abbau des Organismus beziehungsweise beim Austausch von Stoffen zwischen Organismus und Umwelt«. Die Leber ist das Hauptorgan dafür, und die Umsetzungen in ihr verlaufen zumeist über mehrere Zwischenstufen (Intermediärstoffwechsel). Die wichtigen Stoffe erhält sie über die Pfortader aus dem Darm zugeführt. Es sind Kohlenhydrate, Eiweiße und ein Teil der Fette (deren größerer Teil nach Aufspaltung im Darm von der Lymphe aufgenommen wird und so unter Umgehung der Leber zu den Organen und Geweben gelangt, von denen sie direkt verwertet werden) sowie Vitamine, Mineralstoffe, Spurenelemente.

Regulierender Energiespeicher und -verteiler

Aus den Kohlenhydraten einer durchschnittlichen Mahlzeit werden – teils nach Aufspaltung – in den ersten beiden Stunden jeweils 45 bis 50 Gramm Traubenzucker (Glukose) vom Darm resorbiert. Das sind sehr viel mehr, als der Organismus gebrauchen kann; in Ruhe benötigt das Gehirn 6 Gramm, und die roten Blutkörperchen verbrauchen 1,5 Gramm. Deshalb greift die Leber ausgleichend ein. Sie verwandelt überschüssige Glukose in Glykogen und speichert diese stärkeähnliche Substanz. Bis zu 10 Prozent ihres Eigengewichts, also etwa 150 Gramm, macht dieser Vorrat aus; das ist Energie genug, um etwa 10 Kilometer weit joggen oder knapp einen Tag lang fasten zu können. Die Leber sorgt also – gemeinsam mit den Hormonen Insulin und Glukagon aus der Bauch-

Aus Glukose wird Glykogen

Bau und Funktion

speicheldrüse – dafür, daß der Blutzuckerspiegel auf möglichst gleicher Höhe gehalten wird und daß stets Energiereserven verfügbar sind.

Benötigt der Organismus mehr Energie, wird das gespeicherte Glykogen wieder in Glukose zurückverwandelt und mit dem Blut schnellstens dorthin gebracht, wo es gebraucht wird – sei es ins Gehirn oder in die Muskulatur. Bislang wurde angenommen, daß dieselben Leberzellen, die Glykogen aufbauen, auch Glukose wieder freisetzen. Heute weiß man, daß die beiden Vorgänge in verschiedenen Zellen und in unterschiedlichen Bereichen der Leber ablaufen. Die Glykogensynthese (das ist der Aufbau von Glykogen aus Glukose) findet im Bereich des abfließenden Blutes (perivenöser Bereich) statt; dort ist auch der Ort für die Glykolyse (das ist der Abbau der Glukose) sowie für die Biotransformation (siehe Seite 29) körpereigener und körperfremder Substanzen. Die Glykogenolyse (also der Abbau von Glykogen) erfolgt im Bereich des zufließenden Blutes (periportaler Bereich), ebenso die Glukoneagenese (mehr darüber später), die Oxidation von Fettsäuren, die Ausscheidung von Gallensäuren und Bilirubin. Der große Vorteil dieser Arbeitsteilung ist, daß das Organ außerordentlich rasch auf veränderte Erfordernisse reagieren und den Körper deshalb optimal mit Energie versorgen kann, ohne viel Zeit durch Umstellen zu verlieren.

Die Leber vermag sogar Glukose aus anderen Grundstoffen zu bilden, und zwar aus Fetten und aus bestimmten Bausteinen vom Eiweiß (Aminosäuren). Diese sogenannte Glukoneogenese ermöglicht das Überleben in Hungerszeiten, in denen sowohl das überschüssige Fettgewebe als auch in geringerem

Energie steht auf Abruf bereit

Die Leber

Warum eine Abmagerungskur Gesundheitsschäden nach sich ziehen kann

Maße das Eiweiß aus Muskeln und Organen abgebaut wird. Das ist ein Grund dafür, warum eine falsch durchgeführte Abmagerungskur Gesundheitsstörungen nach sich ziehen kann. Beim ärztlich empfohlenen und überwachten Heilfasten, wie es im Schwarzwald Sanatorium Obertal durchgeführt wird, besteht dieses Risiko nicht.

Die Sache mit dem Cholesterin

Von den Fetten gelangt nur ein relativ kleiner Anteil nach Abbau aus dem Darm mit dem Blut in die Leber, wenngleich sie ohne Emulgierung durch die Gallenflüssigkeit (siehe Seite 120) dort nicht aufgenommen werden könnten. Von ihr werden daraus kompliziertere Fettstoffe und Folgeverbindungen aufgebaut wie Lipoproteine, Triglyceride, Phospholipide und das berühmt-berüchtigte Cholesterin.

Die Leberzellen besitzen spezielle Empfangsstellen (Rezeptoren), die den Cholesterinspiegel des Blutes messen. Ist er zu niedrig, wird mehr Cholesterin von der Leber und auch von anderen Organen gebildet. Normalerweise halten sich beide Prozesse die Waage: Wird mit der Nahrung mehr Cholesterin aufgenommen, wird im Körper weniger davon hergestellt – und umgekehrt. Dieser Regulationsmechanismus ist eine Voraussetzung dafür, daß der Cholesterinspiegel des Blutes auf normaler Höhe bleibt. Gerät er, aus welchen Gründen auch immer, außer Kontrolle, kann das Cholesterin krankhaft vermehrt sein, sich dann nach Oxidation in den Innenwänden von Arterien ablagern und dadurch wesentlich zur Entstehung einer Arterien»verkalkung« (Arteriosklerose) beitragen.

Wie es zur Arteriosklerose kommt

Übrigens: An diesem Punkt greift Vitamin E (mit dem Präparat Tocorell®) vorbeugend ein, indem es die

Bau und Funktion

Oxidation von Cholesterin verhindert. Gegen einen erhöhten Cholesterinspiegel werden spezielle Arzneimittel eingesetzt. Das sind die Lipidsenker, zu denen das Vitamin Nicotinamid (enthalten in Vicorell®) ebenso gehört wie Clofibrin, Ionenaustauscherharze und auch Rezeptorenblocker.

Cholesterin an sich ist nicht schlecht, im Gegenteil. Es ist unerläßlich als Bauteil für die komplizierten Membranen aller Zellen, für den Aufbau der Sexualhormone Östrogen und Androgen, der Hormone aus der Nebennierenrinde wie Kortison und von Vitamin D sowie als Bestandteil der Gallensäuren. Damit das Cholesterin dorthin gelangen kann, wo es gebraucht wird, bildet die Leber aus Eiweiß und Fett die sogenannten Lipoproteine, die seinen Transport mit dem Blut überhaupt erst möglich machen. Ausgeschieden wird das Cholesterin vom Körper vorrangig mit Hilfe der Gallensäuren. Näheres darüber ab Seite 122.

Wofür Cholesterin unerläßlich ist

Hier noch der Hinweis auf einen therapeutischen Nutzen, der sich aus dieser Funktion der Leber ergibt. Er kommt vielen Menschen zugute, die einen allzu hohen Cholesterinspiegel im Blut haben und deshalb von Arteriosklerose mit ihren Folgekrankheiten Herzinfarkt, Schlaganfall, Durchblutungsstörungen der Beine bedroht sind. Dieser Nutzen beruht darauf, daß Gallensäuren durch Ballaststoffe in der Ernährung sowie durch Calcium und Magnesium oder durch bestimmte Lipidsenker im Darm fest gebunden werden, so daß sie den Körper mit dem Nahrungsbrei auf natürlichem Wege verlassen. Als Folge dessen muß die Leber neue Gallensäuren bilden und dafür neues Cholesterin aus dem Blut verwenden, so daß der Serumcholesterinspiegel sinkt.

Die Leber

Was beim Hungern passiert

Einzigartig ist auch eine andere Leistung der Leber im Fettstoffwechsel. Wenn der Mensch hungern muß, wenn keine Kohlenhydrate mehr aufgenommen werden und auch das Glykogen verbraucht ist, wird Energie auf anderen Wegen gewonnen. Zunächst werden dafür, leider, Aminosäuren aus dem körpereigenen Eiweiß herangezogen, bald darauf freie Fettsäuren und bei längerem Hungern auch Glycerin. In der Leber entstehen währenddessen vermehrt sogenannte Ketonkörper. Anfangs werden diese ungenutzt ausgeschieden, nach vier bis fünf Hungerwochen jedoch ebenfalls für die Energiegewinnung genutzt, sogar das Gehirn lebt dann davon. Zu diesen Ketonkörpern gehört das Aceton. Ist zuviel davon im Blut, ist das dem hungernden Menschen anzumerken: Sein Atem riecht nach Obst oder Nagellackentferner. Dieser charakteristische Geruch kann allerdings auch das Warnzeichen für eine bedrohliche Störung des Stoffwechsels bei der Zuckerkrankheit sein.

Nach längerem Hungern werden die sogenannten Ketonkörper zur Energiegewinnung genutzt

Was mit dem Eiweiß geschieht

Das Eiweiß aus den Nahrungsmitteln wird bereits im Darm in Peptide und Aminosäuren zerlegt. Diese dienen dem Körper als hochwertige Bausteine für sein Eiweiß und sind deshalb als Energielieferanten viel zu schade. Sie werden von der Leber in körpereigenes Eiweiß umgewandelt. Etwa 20 Prozent davon behält sie für den Eigenbedarf, die restlichen 80 Prozent werden ins Blut abgegeben und überall im Körper benötigt – als Struktur-Eiweiße für den Aufbau jeder Zelle, als Funktions-Eiweiße für Enzyme und Hormone, für bestimmte Bestandteile des Immunsystems und für Faktoren der Blutgerinnung, als Transport-

20 Prozent körpereigenes Eiweiß braucht die Leber für ihren Eigenbedarf

Bau und Funktion

mittel für schlecht wasserlösliche Substanzen wie Fette, bestimmte Hormone, auch für Vitamine und Mineralstoffe. Selbst diese Aufzählung ist nur eine Auswahl aus der Vielzahl von Funktionen, die von der Leber abhängig sind.

Einer der Eiweißstoffe aus der Leber ist das Transferrin, das für den Transport von Eisen zuständig ist. Zwischen diesem Spurenelement und dem Organ besteht eine besondere Beziehung. Die Leber speichert das Eisen, das nicht gerade für die Bildung des roten Blutfarbstoffs Hämoglobin benötigt wird, und gibt es bei Bedarf wieder ab. Bei einem gesunden Menschen enthält die Leber etwa 1,5 Gramm Eisen. Bei der Eisenspeicherkrankheit Hämochromatose kann es bis zu zwanzigmal mehr sein. Dann nämlich verhält sich der Organismus ständig so, als ob es ihm an Eisen mangeln würde. Er nimmt täglich rund 4 Milligramm davon auf (normal sind 1 bis 2 Milligramm) und lagert es vor allem in der Leber, aber auch in Herz, Bauchspeicheldrüse, Hirnanhangdrüse (Hypophyse), Haut.

Hämochromatose = Eisenspeicherkrankheit

Die typischen Symptome der Hämochromatose bilden eine klassische Trias, die aus einer besonderen Form der Zuckerkrankheit (Bronze-Diabetes), verstärkter Färbung der Haut (Hyperpigmentierung), Vergrößerung der Leber (Hepatomegalie) besteht. Ihre Folgen können bedrohliche Erkrankungen sein wie Leberzirrhose (siehe auch Seite 74) und Leberzellkrebs (siehe Seite 82). Gegen die Eisenspeicherkrankheit wird eine der ältesten Therapien überhaupt angewendet, nämlich der Aderlaß, bei dem mit 0,5 Liter Blut jeweils 400 bis 500 Milligramm Eisen dem Körper entzogen werden. Diese Behandlung muß über lange Zeit hinweg fortgesetzt werden, um eine möglichst normale Eisenbilanz aufrechtzuerhalten.

Die Leber

Der Vitaminstoffwechsel

Für den Stoffwechsel der Vitamine ist die Leber von doppelter Bedeutung. Zum einen, weil die fettlöslichen Vitamine A, D, E und K sowie die Vorstufe Beta-Carotin nur dann vom Körper aufgenommen werden können, wenn gleichzeitig genügend Fette und Gallensäuren im Dünndarm anwesend sind; ein Mangel an Gallensäuren kann deshalb trotz ausreichender Aufnahme mit Nahrungsmitteln zu einem Mangel an diesen Vitaminen führen. Zum anderen, weil die Leber beträchtliche Mengen an den Vitaminen A, E und K, auch B_6, Nicotinamid, Folsäure speichert und vom Vitamin B_{12} so viel, daß der Mensch ohne Zufuhr davon ein bis drei Jahre lang gesund leben kann. Bei Erkrankungen der Leber ist nicht nur die Speicherung dieser Vitamine gestört, sondern zudem die Verwertung der Vitamine B_1, B_6, D, K.

Noch mehr tut die Leber für die Versorgung mit Vitamin A. Wird nicht genügend davon mit den Nahrungsmitteln aufgenommen (tierische Leber und Eidotter sind die ergiebigsten Quellen), wird das fehlende Vitamin A aus den sogenannten Carotinoiden gewonnen; das sind die typischen Farbstoffe von Obst und Gemüse wie Karotten, Spinat, Tomaten. Auf diese Weise wird nur der tatsächliche Bedarf gedeckt: Ist genügend Vitamin A gewonnen worden, werden keine Vorstufen mehr umgewandelt. Deshalb kann es nicht zu einem Übermaß (Hypervitaminose) davon kommen, wie das bei der Zufuhr von Vitamin A selbst möglich ist.

Wie die Leber vor einer Vergiftung schützt

Gegen Gifte ist kein anderes Organ derart nützlich wie die Leber. Das bestätigt ein – mehr theoretischer – Vergleich anhand von Befunden aus entsprechen-

Bestimmte Vitamine können durch Fette und Gallensäuren vom Körper aufgenommen werden

den Versuchen: Würde eine bestimmte Dosis von dem Gift Nikotin hinter der Leber in die untere Hohlvene, die direkt zum Herzen führt, gespritzt werden, müßte der Mensch innerhalb weniger Minuten sterben. Würde jedoch dieselbe Dosis von dem Giftstoff in die Pfortader injiziert werden, müßte er mit dem Blut die Leber passieren, und diese zehn bis zwölf Sekunden würden dem Organ genügen, das Nikotin unschädlich zu machen. Allerdings kann die Entgiftungsfunktion der Leber auch überfordert werden. Ißt beispielsweise ein Kleinkind eine Zigarette, ist das Nikotin daraus tödlich – falls diese Vergiftung nicht rasch behandelt wird.

In wenigen Sekunden kann die Leber den Giftstoff Nikotin eliminieren

Von größter praktischer Bedeutung ist diese Funktion der Leber in nahezu jedem Moment des Lebens. Sie verhindert, daß der Mensch durch körperfremde Substanzen oder durch körpereigene Stoffe vergiftet wird.

Körpereigene Stoffe, die zur Gefahr werden können

Zu den körpereigenen Stoffen, die derart gefährlich werden könnten, gehört die Milchsäure (Acidum lacticum). Sie entsteht, wenn die Muskulatur bei der Arbeit oder beim Sport viel mehr Energie benötigt und deshalb Glukose unter Sauerstoffmangel unvollständig verbrennt. Sammelt sich zuviel davon im Blut an, könnte es zu einer Übersäuerung (Laktazidose) mit Übelkeit, Bauchschmerzen, sehr schneller Atmung (Hyperventilation) kommen, schlimmstenfalls zu Benommenheit und Bewußtlosigkeit (Koma). Die Leber verhindert das, indem sie Milchsäure wieder in Glykogen verwandelt und damit erneut als Energieträger bereitstellt – ein perfektes natürliches Recycling.

Zuviel Milchsäure kann gravierende Beschwerden hervorrufen

Die Leber

Zu den weiteren Substanzen, die vom Körper selbst gebildet werden beziehungsweise im Stoffwechsel anfallen und von der Leber zu beseitigen sind, gehören auch bestimmte Hormone und insbesondere das Ammoniak. Es entsteht vor allem bei der Verdauung von Eiweiß; von 100 Gramm Protein bleiben etwa 20 Gramm von diesem Gas übrig, das sich leicht im Blut auflöst. Außerdem wird es von Bakterien im Darm gebildet, und es entsteht im Stoffwechsel von Gehirn, Muskeln, Nieren. In sehr geringen Dosen ist Ammoniak als ein »essentielles Molekül« zwar lebensnotwendig, in nur etwas größerer Menge aber bereits ein lebensgefährliches Gift. Vor allem das Gehirn reagiert äußerst empfindlich darauf; anfangs führt das zu flatternden Händen und verwaschener Sprache, letztendlich zu Koma und Tod.

Ammoniak: Je nach Dosierung lebensnotwendig beziehungsweise lebensbedrohend

Eine gesunde Leber sorgt dafür, daß diese Dosis nicht zum Gift wird. Weil Ammoniak so gefährlich werden kann, gibt es gleich zwei verschiedene, hintereinandergelegene Mechanismen in den Leberläppchen, von denen es entgiftet wird. An ihrem Anfang entziehen die Leberzellen dem Blut den größten Teil des Ammoniaks und synthetisieren daraus den Harnstoff, der über die Nieren ausgeschieden wird. Kurz bevor das Blut das Leberläppchen verläßt, werden weitere Leberzellen tätig und verwandeln den Rest des Ammoniaks in Glutamin; das ist eine Aminosäure, die für den Stoffwechsel des Gehirns benötigt wird. Dank dieser beiden Systeme ist die Leber in der Lage, nahezu das gesamte Ammoniak, das ihr mit der Pfortader aus dem Darm zugeführt wird, in Sekundenschnelle zu entgiften; das Blut, das sie über die untere Hohlvene in Richtung Herz verläßt, enthält nicht mehr Ammoniak als das übrige Blut im Kreislauf.

Die hepatische pH-Regulation

Nicht genug des Guten. Deutsche Mediziner haben bei der Erforschung der Entgiftungsmechanismen eine weitere Funktion der Leber entdeckt. Es ist die sogenannte hepatische pH-Regulation. Das bedeutet, vereinfacht dargestellt: Indem die Leber bei der Bildung von Harnstoff das »doppeltkohlensaure Salz« Bikarbonat verbraucht, greift sie in den sogenannten Säure-Basen-Haushalt des Körpers ein. Sie hilft damit nicht nur, den Menschen gesund zu erhalten, sondern kann auch bei bestimmten Stoffwechselstörungen die auftretende Über- oder Untersäuerung (Azidose oder Alkalose) zumindest teilweise kompensieren, indem sie mehr oder weniger Harnstoff unter Verbrauch von Bikarbonat bildet. Diese Möglichkeit war zuvor nur von der Lunge und von der Niere bekannt.

Die Leber hilft bei der Kompensation von Über- und Untersäuerung

Körperfremde Stoffe, die von der Leber entgiftet werden müssen, sind vor allem der Alkohol sowie die meisten Arzneimittel, Chemikalien, die am Arbeitsplatz und aus der Umwelt in den Körper gelangen (insbesondere die chlorierten aromatischen Kohlenwasserstoffe), und auch Schadstoffe, die mit Nahrungsmitteln aufgenommen werden (von künstlichen Zusätzen bis hin zum natürlicherweise entstandenen Schimmel). Auf Besonderheiten dieser Belastungen wird noch einzugehen sein (siehe ab Seite 52). Im Prinzip reagiert die Leber auf alle diese körperfremden Gifte gleich. Sie verwandelt fettlösliche Stoffe in wasserlösliche Substanzen, die über die Nieren und mit der Galle ausgeschieden werden.

Was bei der Biotransformation geschieht

Dieser Vorgang wird Biotransformation genannt. Er vollzieht sich zumeist im glatten endoplasmatischen

Die Leber

Phase I: Entgiftung der Fremdstoffe

Phase II: Ausschleusung aus dem Körper

Bestimmte Chemikalien können in der Leber zu giftigen Substanzen umgewandelt werden

Retikulum (siehe Seite 18) der Leberzellen, das sich den Erfordernissen anpaßt: Je mehr Giftstoffe in den Körper gelangen, desto mehr Enzyme werden dort bereitgestellt und desto mehr wird diese Aktivität gesteigert (Enzym-Induktion). Außerdem vergrößern sich die Lysosomen (siehe Seite 18) in den Zellen. Die Biotransformation verläuft in zwei Phasen. In Phase I werden die Fremdstoffe entgiftet, und zwar durch Oxidation, seltener durch Reduktion und Hydrolyse. In Phase II werden die derart veränderten Stoffe an spezielle ausscheidungsfördernde Substanzen gekoppelt und mit diesen aus dem Körper geschleust.

Nicht alle körperfremden Stoffe werden in der Leber gleichermaßen verändert. Bei manchen, wie dem Alkohol, genügt die Phase I zur Biotransformation; viele Medikamente wiederum werden nur nach der Phase II abgebaut oder umgewandelt. Und ausnahmsweise kann in diesem Prozeß sogar das Gegenteil erreicht werden, nämlich eine »Giftung« statt einer Entgiftung.

Warnendes Beispiel dafür ist der Methylalkohol, der zwar dem trinkbaren Äthylalkohol in Geruch und Geschmack ähnlich ist, dessen Genuß aber weitaus schlimmere Folgen zeitigt. In der Leber entsteht daraus das hochgiftige Formaldehyd, das Kopfschmerz und Erbrechen, Sehstörungen bis hin zur Erblindung, Krämpfe und Tod bewirkt. Auch einige Chemikalien können in der Leber derart verändert werden, daß aggressive, schädigende Substanzen entstehen, beispielsweise freie Radikale aus dem Lösungsmittel Tetrachlorkohlenstoff und Epoxide aus dem Gas Vinylchlorid.

Alles in allem ist eine Giftung glücklicherweise recht selten, und eine gesunde Leber verfügt auch über

Bau und Funktion

Mechanismen, mit denen sie die meisten dieser »toxischen Metaboliten« entgiften kann. Und selbst dieser Gefährdung ist noch eine gute Seite abzugewinnen. Es gibt wenige Medikamente, die überhaupt erst durch eine Giftung zum wirksamen Arzneistoff werden. Eines davon ist das Cyclophosphamid, das als zellteilungshemmendes Mittel (Zytostatikum) in der Krebsbehandlung angewendet wird. Zwar schädigt es auch die Leber, aber diese Nebenwirkung wird in Anbetracht seiner möglicherweise lebensrettenden Wirkung in Kauf genommen.

Medikamente, die erst durch eine Giftung wirksam werden

Nicht jede Leber reagiert auf jeden Fremdstoff gleich

Es gibt individuelle Unterschiede darin, die auf unterschiedliche Mengen und Aktivitäten der entgiftenden Enzyme zurückzuführen sind. Dabei kann es sich um ererbte Eigenschaften handeln, etwa um genetisch bedingte Enzymdefekte oder um einen rassisch verknüpften Enzymmangel – weil sehr vielen Japanern das Enzym Alkoholdehydrogenase fehlt, vertragen sie wenig Alkohol. Das kann auch auf erworbene Eigenschaften zurückzuführen sein, etwa auf die bereits erwähnte Enzym-Induktion, durch die sich Fremdstoffe gegenseitig in der Biotransformation beeinflussen. Bei gleichzeitiger Anwendung bestimmter Arzneimittel kann der Abbau der empfängnisverhütenden Hormone derart beschleunigt sein, daß eine Frau trotz regelmäßigen Gebrauchs der Anti-Baby-Pille schwanger wird.

Warum eine Frau trotz Anti-Baby-Pille schwanger werden kann

Bei falscher Ernährung mit zuwenig Eiweiß, bei schlechtem Allgemeinzustand, bei schweren Leberschäden ist die Funktion des Organs im allgemeinen gestört und im besonderen die Entgiftung erschwert und verlangsamt. Das gleiche gilt im höheren Alter,

Die Leber

weil dann sowohl die Durchblutung als auch die Anzahl der Leberzellen bis um die Hälfte geringer sind als in jüngeren Jahren – und infolgedessen bei Patienten im Alter über 60 unerwünschte Wirkungen von Arzneimitteln dreimal häufiger sind. Bei bestimmten Arzneimitteln kann die Belastung der Leber vermindert werden, indem sie in Form von Injektionen oder als Zäpfchen verabreicht werden. So gelangen sie mit dem Blut direkt an den Ort ihres Wirkens und erst danach in bereits geringerer Dosis in die Leber, von der sie abgebaut werden.

Grundsätzlich gilt: Alle Fremdstoffe, die von außen in den Körper gelangen, belasten auch die Leber und gefährden ihre Gesundheit. Werden sie in zu großer Dosis und/oder über zu lange Zeit aufgenommen, kann ihre Giftwirkung so stark werden, daß sie Leberzellen schädigen oder sogar zerstören. Verzicht darauf, soweit wie möglich, ist deshalb die beste Vorbeugung – mehr darüber ab Seite 39.

Was die Leber für das Blut tut

Ohne Mithilfe der Leber müßte man bei der kleinsten Verletzung verbluten

Wer sich in den Finger schneidet, für den ist es selbstverständlich, daß sich die kleine Wunde in kurzer Zeit schließt und daß damit die Blutung aufhört. Niemand denkt daran, daß er ganz ohne Zutun der Leber selbst bei solch einer banalen Verletzung verbluten müßte. Die Leber stellt nämlich einen Großteil der Stoffe für die Blutgerinnung bereit. Das sind vor allem der Blutgerinnungsfaktor I, der Fibrinogen genannt wird und für das Immungeschehen von Bedeutung ist (siehe Seite 34), sowie Prothrombin als Blutgerinnungsfaktor II, der unter Mitwirkung von Vitamin K gebildet wird, das die Leber zu diesem Zweck speichert. Auch die Gerinnungsfaktoren VII, IX und X vom sogenannten

Prothrombinkomplex sind abhängig vom Vitamin-K-Gehalt der Leber, ebenso die Faktoren V, VIII, XI und XII. Diese Zusammenhänge machen verständlich, warum bei Erkrankungen des Organs auch die Blutgerinnung gestört sein kann – und dann häufiger blaue Flecken in der Haut als Warnzeichen dafür auftreten können.

Blaue Flecken können eine Störung der Blutgerinnung signalisieren

Die Leber übernimmt noch weitere Funktionen für das Blut und den Kreislauf. In der Zeit vor der Geburt ist sie sogar eine der wichtigsten Stätten für die Blutbildung des Embryos, in der sowohl weiße als auch rote Blutkörperchen entstehen. Nach der Geburt ist die Leber – gemeinsam mit der Milz – zuständig für den Abbau der roten Blutkörperchen (Erythrozyten) nach einer Lebensdauer von etwa 120 Tagen. In jeder Minute werden von Leber und Milz etwa 160 Millionen Erythrozyten dem Kreislauf entzogen und ebensoviele vom Knochenmark neu gebildet. In der Leber werden sie von den Kupfferschen Sternzellen abgefangen. Sie zerlegen den roten Blutfarbstoff Hämoglobin in Eisen (Häm) und in Eiweiß (Globin). Beide Bestandteile werden wieder verwendet, wobei das Eisen bis zum Gebrauch von der Leber gespeichert wird. Was von den roten Blutkörperchen übrigbleibt, das ist das blaugrüne Biliverdin, das wiederum von den Leberzellen in den gelbbraunen Farbstoff Bilirubin umgewandelt und in die Gallenflüssigkeit abgesondert wird (siehe Seite 119).

Die Leber als Kreislaufstabilisator

Dem Kreislauf dient die Leber, falls das erforderlich sein sollte, als eine Art Rückhaltebecken für das Blut. Bei einem übermäßigen Anstrom kann sie einen großen Teil zunächst speichern und danach in kleine-

Zuviel Blut wird in der Leber gespeichert und rationiert an das Herz weitergeleitet

Die Leber

ren Mengen an das Herz weitergeben, damit dieses nicht plötzlich überlastet wird. Umgekehrt kann bei einer Schwäche des rechten Herzmuskels (Rechtsherzinsuffizienz) die Leber in Mitleidenschaft gezogen werden. Dann staut sich das Blut bis in das Organ zurück, dessen Gefäße prall gefüllt sind (Leberanschoppung) und dessen Größe deutlich zunehmen kann (Stauungsleber). Die Druckschwankungen des Blutes in dem vergrößerten Organ sind vom Arzt als »Leberpuls« zu ertasten.

Über das Blut heizt die Leber dem Körper buchstäblich ein. Weil sie so überaus aktiv im Stoffwechsel tätig ist, verbraucht sie viel Energie, und dabei entsteht viel Abwärme, die mit dem Blut abgeleitet werden muß; wenn es die Leber verläßt, hat es eine Temperatur von etwa 40 Grad Celsius.

Warum die Leber für das Immunsystem so wichtig ist

Wie gut ein Mensch Verletzungen, Infektionen, Entzündungen übersteht, das hängt auch von der Funktion seiner Leber ab. Sie nimmt im Immunsystem eine wichtige Stellung ein, was weniger bekannt und noch unzulänglich erforscht ist.

Worauf das unspezifische Immunsystem der Leber reagiert

Die Leber verfügt über ein eigenes, unspezifisches Immunsystem, das sich gegen alles richtet, was als fremd und gefährlich erkannt worden ist. Dazu gehören die Kupfferschen Sternzellen (siehe Seite 19) und weitere Bestandteile des retikuloendothelialen Systems RES. Sie beseitigen Fremd- und Abfallstoffe sowie Mikroorganismen, indem sie als Freßzellen (Phagozyten) sich diese einverleiben und zerstören.

Gegen Bakterien und deren Giftstoffe (Toxine) ist dieses unspezifische Immunsystem derart gut wirksam, daß die Leber nur selten an einer bakteriellen Infektion erkrankt. Gegen die weitaus häufigeren Infektionen durch Viren (siehe ab Seite 63) muß ihr das spezifische Immunsystem mit gezielt gerichteten Antikörpern zu Hilfe kommen. Allerdings: Die Aminosäuren für den Aufbau der Antikörper kommen aus der Leber. Mit anderen Faktoren greift die Leber überall im Körper in das Immungeschehen ein. Eine wichtige Rolle spielt dabei das Komplement-System. Es besteht aus gut 20 verschiedenen Eiweißverbindungen, die Antikörper aktivieren und Freßzellen unterstützen und sogar selbst fremde Zellen zerstören, indem sie deren äußere Hülle durchlöchern.

Die Immunabwehr der Leber ist überall im Körper präsent

Schnelle Hilfe bei Verletzung und Entzündung

Aus der Leber stammen auch die Akute-Phase-Proteine als eine äußerst wichtige Sofortmaßnahme bei Verletzung oder Entzündung. Wird dabei Gewebe geschädigt, werden spezielle Signalstoffe freigesetzt, darunter die Interleukine 1 und 6. Sie erreichen mit dem Blut die Leber und veranlassen dort die vermehrte Bildung von Akute-Phase-Proteinen (APP). Bereits ein, zwei Tage nach der Schädigung ist ein Mehrfaches ihrer Konzentration im Blut nachzuweisen; das sogenannte C-reaktive Protein kann sogar tausendfach erhöht sein. Die APP gelangen mit dem Blut an den Ort des Geschehens und dienen dort der Unterstützung anderer Abwehrmaßnahmen. Sie fördern die Tätigkeit der Freßzellen, hemmen den Abbau von Eiweiß (Proteolyse), regulieren die Aktivität körpereigener Abwehrkräfte (Immunmodulation), neutralisieren schädliche Substanzen, aktivieren das sogenannte Komplement-System.

Was die Akute-Phase-Proteine (APP) bewirken

Übrigens: Auch der Gerinnungsfaktor Fibrinogen ist zugleich ein Akute-Phase-Protein, das von der Leber

Die Leber

für die Verteidigung des Organismus bereitgestellt wird. Darüber hinaus liefert sie als Produzent von körpereigenem Eiweiß auch die Bauteile für die zelluläre Abwehr und für die Immunglobuline (Antikörper).
Wie bedeutsam der Anteil dieses Organs an der Immunabwehr ist, bestätigt eine Erfahrung der ärztlichen Praxis: Patienten mit schwerwiegenden Leberleiden erkranken eindeutig häufiger an Infektionen, von denen lebergesunde Menschen weitgehend verschont bleiben.

Warum die Leber quasi unsterblich ist

Weil die Leber lebenswichtig und unersetzlich ist, verfügt sie über zwei ganz besondere Eigenschaften, die ihre Funktionen unter allen Umständen sicherstellen sollen.

Die eine ist ihre enorme Überkapazität. Selbst wenn bereits der größere Teil der Leberzellen ausgefallen ist, genügt ein Rest von 15 Prozent gesunder Hepatozyten, um weiterhin die lebenswichtigen Aufgaben im Stoffwechsel zu erfüllen. Erst ein Zustand, bei dem mehr als 93 Prozent der Leberzellen zerstört sind, ist nicht mehr vereinbar mit dem Leben. Derart große biologische Reserven hat kein anderes Organ im Körper des Menschen.

Auch ein Rest von 15 Prozent gesunder Leberzellen ist für die Funktion ausreichend

Die andere einzigartige Eigenschaft der Leber ist ihre phänomenale Fähigkeit, sich vollkommen regenerieren zu können. Wenn mehr als 80 Prozent ihrer Zellen bei einem Unfall zerstört oder mit einer Operation entfernt werden, wächst das Organ wieder zu voller Größe heran. Wie das geschieht, ist ganz genau bei Patienten beobachtet worden, denen bei einer Tumoroperation nahezu die Hälfte des Lebergewebes entfernt werden mußte. Nach einer Ruhepause von drei Monaten begannen die verbliebenen Zellen, sich wieder zu teilen, und nach einem Jahr hatte die Leber ihr altes Volumen nahezu vollständig wieder erreicht.

Daß die Leber quasi unsterblich ist, war bereits im klassischen Griechenland bekannt. Die Sage von Prometheus beweist es: Weil er den Menschen das Feuer gebracht hatte, wurde er zur Strafe an den Kaukasus geschmiedet. An jedem Tag wurde seine Leber von einem Adler angefressen, und in jeder Nacht wuchs sie wieder nach. Das Nachwachsen der Leber wird von der modernen Wissenschaft noch immer erforscht. Es sind sogar schon zwei verschiedene Wachstumsfaktoren entdeckt worden, die von der Leber selbst beziehungsweise im Dünndarm hergestellt werden. Sie haben jedoch nicht die in sie gesetzten Hoffnungen erfüllen können, und so ist es auch heute noch ein Wunschtraum, aus wenigen gesunden Zellen einer kranken Leber wieder ein ganzes, gesundes Organ heranwachsen zu lassen.

Die Leber ist nahezu unsterblich

Lebensrettung durch Lebertransplantation

Diese Fähigkeit der Leber wird jedoch auf andere Weise genutzt, und zwar für Transplantationen bei unheilbaren Leberkrankheiten von Kindern. In diesen Fällen wird – bei Verträglichkeit des Organs – einem nahen Verwandten ein Teil der ausgewachsenen Leber entnommen und in die Bauchhöhle des Kindes übertragen (das ganze Organ hätte darin ohnehin nicht Platz). Es wächst mit dem Körper und übernimmt alle Funktionen. Der Spender geht dabei kein großes Risiko ein, denn seine Leber wächst ja wieder nach.

Die erste solche »segmentelle Lebertransplantation« wurde im Juli 1983 von Chirurgen der Medizini-

Ein Teil des Organs genügt für eine Transplantation

Die Leber

schen Hochschule Hannover durchgeführt. Empfängerin war ein zwei Jahre altes Mädchen mit einer angeborenen Fehlbildung des Gallenganges (Atresie). Weil dabei die Gallenflüssigkeit nicht abfließen konnte, war eine Leberzirrhose entstanden und deshalb der Tod des Mädchens nur noch eine Frage der Zeit. In dieser Situation bot die neuartige Operation die einzige Chance, das Leben zu retten. Und das gelang.

Eine künstliche Leber wird es nicht geben

Weil die Leber ein ebenso vielfältiges wie einzigartiges Organ ist, wird sie wohl niemals auf Dauer von einer künstlichen Leber ersetzt werden können, wie das bei der Niere gelungen ist. Möglich dagegen erscheint ein Ersatz auf Zeit, der schwergeschädigten Leberzellen bei Vergiftungen oder bei Virusinfektionen die Gelegenheit bietet, sich wieder zu erholen. An den Vorbereitungen dafür sind ebenfalls deutsche Mediziner führend beteiligt.

»Bioreaktor« soll Leberfunktionen übernehmen

Im Klinikum Rudolf Virchow in Berlin wurde ein »Bioreaktor« als Prototyp für einen zeitweiligen Organersatz entwickelt. Er enthält Leberzellen vom Schwein, die auf Membranen haften und bei einer konstanten Temperatur von 37 Grad Celsius gehalten, mit Sauerstoff versorgt sowie mit Aminosäuren, Zucker, Vitaminen, Spurenelementen ernährt werden. Die Zellen könnten zwei Wochen und länger lebenserhaltende Funktionen im Stoffwechsel und bei der Entgiftung übernehmen und dadurch vor allem Patienten mit akutem Leberversagen das Überleben ermöglichen.

Das wird zumindest erwartet. Ob es tatsächlich gelingt, müssen Versuche erst noch beweisen. Wie dringend nötig solch ein Erfolg ist, zeigt eine ernüchternde Statistik: Trotz aller Fortschritte der Medizin müssen noch immer bis zu 90 Prozent der Patienten wegen eines akuten Versagens der Leber sterben – die neuartige »Hybridleber« oder ein anderer Ersatz auf Zeit könnte zumindest einem Teil von ihnen das Leben retten.

Vorbeugung: Das Beste, was Sie für Ihre Leber tun können

Die Leber ist eines der Organe, die in unserer Zeit am meisten zu leiden haben. Denn nahezu alle Stoffe, die von außen in den Körper gelangen, müssen von ihr verwertet beziehungsweise unschädlich gemacht werden – und es werden immer mehr. Infolge des allgemeinen Wohlstands wird sie durch eine allzu reichliche, zudem allzuoft falsche Ernährung, durch ungesunde Nahrungsmittel, die Zusatzstoffe und andere Chemikalien enthalten, und vor allem durch zuviel Alkohol belastet; durch die Fortschritte der Technik und auch der Pharmazie wird sie zunehmend mehr synthetischen Schadstoffen ausgesetzt.

Zuviel Wohlstand schadet der Leber

Die steigenden Anforderungen an Stoffwechselleistung und Entgiftungsarbeit können die Leber überfordern, sie schädigen und krank machen. Wer davon betroffen ist, der verspürt zumindest anfangs nichts davon – denn die Leber »leidet stumm« (siehe Seite 14). Gegen diese Gefährdung sollte das Organ in Schutz genommen werden. Das ist nur möglich, indem der Leber übermäßige Belastungen erspart werden und indem sie pfleglich behandelt wird. Welche bewährten, erfolgreichen Mittel und Methoden es für die Vorbeugung gibt, erfahren Sie auf den folgenden Seiten.

Die Leber »leidet stumm«

Die Leber

Alkohol: Nicht zuviel, nicht zu lange

Alkohol – der häufigste Schadstoff

Alkohol ist der mit Abstand häufigste Schadstoff für die Leber. Jeder Bundesbürger konsumiert in einem Jahr durchschnittlich 11,5 Liter reinen Alkohol; das entspricht einem Quantum von 146,4 Litern Bier, 23,3 Litern Wein und 6,1 Litern Branntwein. Wohlgemerkt, das ist eine statistische Durchschnittszahl, in der die vielen Menschen eingerechnet sind, die überhaupt keinen Alkohol trinken, von kleinen Kindern bis hin zu überzeugten Antialkoholikern. Andere nehmen dafür um so mehr zu sich, wie das Bundesgesundheitsamt mitteilt: Tagtäglich trinken 14 Prozent der Männer mehr als 60 Gramm Alkohol und 8 Prozent der Frauen mehr als 40 Gramm – und liegen damit weit über der Gefährdungsgrenze für ihre Gesundheit.

Frauen vertragen weniger Alkohol, weil ihre Leber einen Teil der Aktivitäten darauf verwenden muß, weibliche Geschlechtshormone abzubauen; werden diese Östrogene in den Wechseljahren weniger, vertragen die Frauen mehr Alkohol – allerdings nur, wenn sie dann keine Hormonpräparate mit Östrogenen einnehmen (siehe Seite 42).

Das Übermaß an Alkohol ist die Hauptursache für die Zunahme von chronischen Leberleiden. Je mehr Alkohol getrunken wird und je länger der Konsum andauert, desto größer ist zwar die Wahrscheinlichkeit einer »alkoholtoxischen Lebererkrankung« (siehe Seite 91). Aber diese Folge ist nicht zwingend; viele

Viele Trinker haben trotzdem normale Leberwerte

Trinker haben trotz allem eine normal funktionierende Leber. Worauf diese erstaunliche Widerstandsfähigkeit des Organs zurückzuführen ist, weiß man nicht genau; genetische Faktoren, hormonelle Einwirkungen, immunologische Besonderheiten werden als mögliche Ursachen dafür angenommen.

Vorbeugung

Weil jedoch niemand im vorhinein weiß, ob er nicht zu den gefährdeten Menschen gehört, deren Leber durch den Alkohol geschädigt wird, sollte jeder vorsichtig damit umgehen und vorbeugend einiges dagegen tun. Diese Vorbeugung fällt gewiß leichter, wenn er mehr darüber weiß, was die Leber mit dem Alkohol macht und welche Schäden sie durch ihn davontragen kann.

Die Leber reagiert bei Männern und Frauen unterschiedlich

Der Alkohol, der mit jedem Schluck Bier, Wein oder Schnaps in den Körper gelangt, muß zu mehr als 90 Prozent von der Leber abgebaut werden; ein geringer Anteil wird bereits in der Schleimhaut vom Magen umgewandelt, noch weniger wird unverändert über Lunge und Nieren ausgeschieden. Im Magen und im Dünndarm gelangt der Großteil des Alkohols ins Blut und mit diesem über die Pfortader in die Leber.

Der Leber kommt die Aufgabe zu, über 90 Prozent des Alkohols abzubauen

In ihren Zellen stehen zwei verschiedene Systeme von Enzymen für den Abbau bereit. Von dem einen wird Alkohol in Bruchteilen einer Sekunde durch das Enzym Alkoholdehydrogenase in Acetaldehyd umgewandelt und dieses unverzüglich in Acetat; das weitere geschieht außerhalb der Leber, bis schließlich nur noch Kohlendioxid und Wasser übrigbleiben. Dieses System ist allerdings bereits bei einem Blutalkoholspiegel von 0,5 Promille voll ausgelastet.

Wird mehr Alkohol getrunken, muß MEOS zu Hilfe kommen. Diese Abkürzung steht für »Mikrosomales Alkohol-oxidierendes System«, das im glatten endoplasmatischen Retikulum (siehe Seite 18) der Leberzellen seinen Sitz hat. Es wird erst bei mehr als 0,5 Promille Alkohol im Blut richtig aktiv. Mit anderen

Die Leber

Enzymen tut es genau dasselbe wie das erste System und oxidiert Alkohol zu Acetaldehyd. Seine Kapazität ist jedoch größer, und es paßt sich dem Konsum an: Wird mehr Alkohol getrunken, wird dieser rascher abgebaut – weshalb Gewohnheitstrinker zumindest anfänglich mehr Alkohol vertragen als Menschen, die nur gelegentlich etwas trinken.

Pro Stunde und Kilogramm Körpergewicht wird 0,1 Gramm Alkohol verbrannt

Auf diese Weise gelingt es der Leber, pro Stunde und pro Kilogramm Körpergewicht etwa 0,1 Gramm Alkohol zu verstoffwechseln. Das bedeutet, daß ein Mann von 70 Kilogramm Körpergewicht in einer Stunde etwa 7 Gramm reinen Alkohol verbrennt – das sind nicht einmal so viel, wie in einem kleinen Glas Bier enthalten sind.

Bei Frauen steigt der Promillespiegel höher an

Von Frauen werden in derselben Zeit etwa 15 Prozent weniger Alkohol abgebaut, weil die Enzyme dafür bei ihnen weniger aktiv sind. Das ist einer der Gründe dafür, warum ihnen Alkohol eher zu Kopf steigt. Zum anderen bedingen der größere Fettanteil und der geringere Wasserbestand ihres Körper, daß bei ihnen der Promillespiegel höher ansteigt. Weitaus wichtiger noch ist ein anderer geschlechtsspezifischer Unterschied. Die Leber einer Frau reagiert viel empfindlicher auf Alkohol als die eines Mannes und trägt bereits bei niedrigeren Dosierungen schwerere Schäden davon – weshalb sie es mit der Vorbeugung besonders genau nehmen sollte.

Zwischen dem Stoffwechsel des Alkohols und bestimmten Vitaminen besteht ein enger Zusammenhang. Ist reichlich Vitamin C vorhanden, wird Alkohol rascher abgebaut; bei diesem Abbau werden vor allem vermehrt Vitamin B_1 und Folsäure verbraucht. Menschen, die viel Alkohol trinken, haben weniger von den Vitaminen C und E sowie von der

Vitamin-Vorstufe Beta-Carotin im Blut – die auch als »Radikalfänger« zur Abwehr der freien Sauerstoffradikale (siehe weiter unten) so wichtig für das Gesundbleiben sind.

Zuviel Alkohol ist für jeden schädlich

Ob Mann oder Frau – zuviel Alkohol ist für jeden Menschen ungesund, weil er der Leber und über diese dem gesamten Organismus schaden kann. Das ist auf mehreren Wegen möglich. Zum einen muß die Leber bis zu 85 Prozent von ihrem gesamten Sauerstoff aufwenden, um Alkohol zu oxidieren. Zwangsläufig müssen deshalb andere Prozesse dahinter zurückstehen und der gesamte Stoffwechsel in den Zellen ist derweilen behindert. Bei Männern ist dann unter anderem der Aufbau der männlichen Testosteron-Hormone und der Abbau der weiblichen Östrogen-Hormone (die in geringen Mengen auch in ihren Körpern vorhanden sind) gestört. Infolgedessen kann es bei ihnen zu einer Vergrößerung der Brust (Gynäkomastie) kommen. Zum anderen ist das Acetaldehyd, das beim Abbau von Alkohol entsteht, eine hochgiftige Substanz, welche verschiedenste Bestandteile der Leberzellen derart schädigt, daß diese ihre Funktionen nicht mehr richtig ausüben können und mitunter sogar ballonförmig anschwellen.

Außerdem fallen beim Abbau von Alkohol sogenannte Sauerstoffradikale an. Diese äußerst aggressiven Substanzen gehen sehr schnell neue Verbindungen ein und schädigen dadurch sowohl die äußere Membran als auch innere Strukturen der Leberzelle. Die Folgen sind alkoholbedingte Leberschäden, die immer schlimmer werden können: von der alkoholischen Fettleber, die sich noch zurückbilden kann,

Das beim Abbau von Alkohol entstehende Acetaldehyd ist hochgiftig

Die Leber

über die alkoholische Hepatitis, die mit Schäden abheilen kann, bis zur alkoholischen Leberzirrhose, die nicht mehr zu heilen ist. (Ab Seite 68 alles über die Therapie durch den Arzt und über die Selbsthilfe der Patienten in diesen Fällen.) Besser als Behandeln ist Vorbeugen, und das ist ebenso leicht wie erfolgreich möglich, wenn man als lebergesunder Mensch beim Umgang mit Alkohol folgende vier Punkte beachtet:

Vorbeugen ist besser als Behandeln

1. Nicht zuviel Alkohol trinken

Als obere Grenze des Verträglichen haben sich 40 Gramm reiner Alkohol pro Mann und Tag bzw. 10–20 Gramm für eine Frau erwiesen. Wer regelmäßig mehr trinkt, der hat ein wesentlich größeres Risiko, an einer Leberzirrhose zu erkranken. Zur besseren Orientierung folgende Zahlen: 20 Gramm Alkohol sind in etwa enthalten in 0,5 Liter Bier (4 Vol.-%) oder 0,25 Liter Wein (10 Vol.-%) oder 0,16 Liter Dessertwein (15 Vol.-%) oder 0,06 Liter Spirituosen (38 Vol.-%). Das ist die maximale Dosis für eine ansonsten gesunde Frau; einem Mann ist das doppelte dessen erlaubt. Das bedeutet natürlich nicht, daß man täglich soviel trinken sollte (siehe Punkt 2), dafür ist zu besonderen Anlässen etwas mehr erlaubt. Das ist überhaupt kein Problem, wenn man Alkohol wieder als das ansieht, was er einst gewesen ist, nämlich als ein Genußmittel. Heutzutage wird er viel zu häufig allein dazu benutzt, den Durst zu löschen oder die Langeweile zu vertreiben.

2. Nicht regelmäßig Alkohol trinken

Öfter eine Alkoholpause einlegen

Wer seiner Leber eine alkoholfreie Phase gönnt, der gibt ihr Gelegenheit dazu, sich zwischendurch zu regenerieren. Deshalb hat der alte Spruch »Lieber am Wochenende einmal richtig blau als tagtäglich beschwipst« seinen wahren Kern, weil danach auch die Leber sieben Tage Zeit hat, sich von der Vergiftung durch den Rausch zu erholen. Und auf einen feucht-fröhlichen Abend sollten aus demselben Grund mindestens zwei »trockene Tage« folgen. Für die vorbeugende Wirkung eines zeitweiligen Verzichts gibt es eine Bestätigung durch eine Statistik über die Verbreitung der Leberzirrhose: Sie ist in den südeuropäischen Ländern, in denen zu jeder Mahlzeit Wein getrunken wird, häufiger als in Skandinavien, wo Alkohol derart rar und teuer ist, daß Trinken eher eine Ausnahme ist. Wieviel Alkohol ins Blut gelangt, hängt auch davon ab, was, wie und wann getrunken wird. Getränke, die warm und/oder süß sind oder Kohlensäure enthalten, lassen den Blutalkoholspiegel rascher ansteigen. Wird auf nüchternen Magen getrunken, gelangt der Alkohol schneller ins Blut, während eine vollwertige 1000-Kalorien-Mahlzeit kurz vor dem Trinken den Anstieg der Promille verzögert. Morgens steigt Alkohol schneller in den Kopf, weil er – bedingt durch einen Biorhythmus – von der Leber langsamer abgebaut wird. Beim Frühschoppen genügt deshalb die Hälfte des Quantums an Bier oder Wein, um denselben Blutalkoholspiegel zu erreichen wie am Abend.

Leberzirrhose ist in südeuropäischen Ländern häufiger anzutreffen als in Skandinavien

3. Regelmäßig eine längere Alkoholpause einlegen

Einmal in jedem Jahr sollten mindestens vier Wochen lang weder Bier noch Wein noch Schnaps getrunken werden. Während dieser Frei-Zeit kann sich nicht nur eine noch gesunde Leber von der Belastung erholen. Selbst leichtere Schäden, die bereits durch den Alkohol entstanden sind, wie eine beginnende Fettleber, können allein durch diese Karenz behoben werden (siehe auch Seite 71).

Die Leber

4. Auf vollwertige Ernährung achten

Weil mit jedem Gramm Alkohol 7,1 Kalorien / 29,8 Joule aufgenommen werden, wird ein Teil des Energiebedarfs durch das Trinken gedeckt. Wird infolgedessen weniger und auch noch unüberlegt gegessen, droht ein Mangel an lebensnotwendigen Vitaminen und Mineralstoffen sowie an Eiweiß, wodurch die Leber zusätzlich geschädigt werden kann (mehr darüber ab der nächsten Seite).

Der »Bierbauch« – eine Folge von Alkoholgenuß

Übrigens: Der »Bierbauch« ist nicht allein auf diese zusätzlichen Kalorien, sondern vielmehr auf eine Folgewirkung des Alkohols zurückzuführen. Er führt zu einer verminderten Empfindlichkeit von Rezeptoren der Leberzellen gegenüber dem Hormon Insulin, hemmt dadurch über andere Folgewirkungen den Abbau von Fetten (Lipolyse) und begünstigt so das Entstehen von Übergewicht.

Ernährung: Von jedem etwas, von allem das Richtige

Die Leber benötigt keine spezielle Diät, um gesund zu bleiben. Für sie ist die Kost am bekömmlichsten, die dem gesamten Organismus gut tut. Und das ist eine gemischte, vollwertige Ernährung mit nicht zu vielen Kalorien. Aus diesem Grundsatz ergeben sich als einzelne Empfehlungen:

Nicht zuviel Energie

Zuviel Energieaufnahme fördert das Übergewicht

Der Überschuß daran wird in Form von Fett nicht nur im Gewebe abgelagert, sondern auch in den Leberzellen. Nahezu jeder zweite Mensch mit einem erheblichen Übergewicht hat deshalb auch eine Leberverfettung beziehungsweise eine Fettleber (siehe Seite 69). Dadurch wird das Organ nicht nur direkt

Vorbeugung

in seinen Funktionen behindert, so daß beispielsweise fremde und auch körpereigene Schadstoffe nicht mehr so gut entgiftet werden können. Es kommt recht häufig zu Folgeschäden: Wer zuviel wiegt, der hat unter anderem ein mehrfach größeres Risiko, Gallensteine (siehe Seite 130) zu bekommen als ein Normalgewichtiger.

Die Konsequenz daraus ist, von vornherein nicht zuviel Energie aufzunehmen, damit erst gar kein Übergewicht entsteht. Als Richtwerte für die empfehlenswerte Höhe der Energiezufuhr für Menschen mit vorwiegend sitzender beziehungsweise leichter körperlicher Arbeit nennt die Deutsche Gesellschaft für Ernährung (jeweils für Menschen mittlerer Körpergröße):

- Für junge Erwachsene im Alter von 25 Jahren: 2200 Kalorien / 9240 Joule und Männer 2600 Kalorien / 10920 Joule pro Tag.
- Für Menschen im mittleren Lebensalter von 45 Jahren: Frauen 2000 Kalorien / 8400 Joule und Männer 2400 Kalorien / 10080 Joule pro Tag.
- Für ältere Menschen im Alter von 65 Jahren: Frauen 1800 Kalorien / 7560 Joule und Männer 2200 Kalorien / 9240 Joule pro Tag.
- Für Menschen mit mittelschwerer Arbeit einen Zuschlag von etwa 600 Kalorien / 2520 Joule und für körperlich schwer Arbeitende von 1200 Kalorien / 5040 Joule.

Richtwerte der Deutschen Gesellschaft für Ernährung für eine empfehlenswerte Energiezufuhr

Genügend Eiweiß zu sich nehmen

Weil der Körper keine Depots davon anlegen kann und weil es durch nichts anderes zu ersetzen ist, ist Eiweiß der wichtigste von den drei hauptsächlichen Nährstoffen; Fett und Kohlenhydrate sind, zumindest

Die Leber

als Energielieferanten, teilweise gegeneinander austauschbar (siehe Seite 24). Eiweiß ist für die Leber unentbehrlich, um ihre Strukturen erneuern und um ihre Funktionen ausüben zu können. Bereits ein geringes Eiweiß-Defizit schränkt ihre Leistungsfähigkeit ein, und auf hochgradigen Mangel an Eiweiß reagiert sie ebenso wie auf eine übermäßige Zufuhr von Energie – mit einer Fettleber.

Eiweißmangel beeinträchtigt die Leberfunktionen

Eine Faustregel besagt, daß dem Körper pro Kilogramm Gewicht pro Tag 0,8 Gramm Eiweiß zugeführt werden muß, insgesamt also etwa 60 bis 70 Gramm. Mit dieser Menge erhält er bei ausgewogener Kost genügend Aminosäuren als Bausteine aller eigenen Eiweißstoffe. Besonders wichtig sind die essentiellen Aminosäuren, die vom Organismus nicht selbst hergestellt werden können und auf deren regelmäßige Zufuhr in genügend großer Menge er deshalb angewiesen ist; sie heißen Isoleucin, Leucin, Lysin, Methionin, Phenylalanin, Threonin, Tryptophan und Valin.

Wichtig: die essentiellen Aminosäuren

Eiweiß ist jedoch nicht gleich Eiweiß. Es gibt Unterschiede in der sogenannten biologischen Wertigkeit. Diese richtet sich danach, wieviel Gramm körpereigenes Eiweiß von der Leber aus jeweils 100 Gramm Nahrungseiweiß aufgebaut werden kann. Hier einige Beispiele dafür: Vollei hat die höchste biologische Wertigkeit von 100, Kartoffel von 99, Rindfleisch von 92 und Milch von 90; Soja mit einer biologischen Wertigkeit von 85 ist der wichtigste pflanzliche Eiweißlieferant, gefolgt von Reis mit 82 und Bohnen mit 73, während Weizenmehl nur 57 hat.

Weil tierisches Eiweiß vollwertiger ist als pflanzliches, sollte es einen Anteil von etwa 15 Prozent an der Gesamtzufuhr haben; Lieferanten dafür sind Fleisch, Fisch, Milch, Eier, Käse und Quark. Übrigens: Durch

Vorbeugung

geschickte Kombinationen beider Quellen, beispielsweise von Kartoffeln und Vollei, läßt sich eine noch höhere biologische Wertigkeit erreichen, und zwar von 136 im genannten Beispiel.

Nicht zuviel Fett essen

Fett sollte nur einen Anteil von höchstens 30 Prozent, die Kohlenhydrate sollten einen Anteil von 50 bis 60 Prozent an der Gesamtenergie haben und somit Hauptlieferanten der Energie sein. Viel mehr Kalorien würden die Leber überfordern, und sie würde diese in Form von Fett in ihren Zellen ablagern. Das bestätigen Ärzte, die bei Kindern bereits eine ausgeprägte Fettleber festgestellt haben – nicht etwa, weil diese Alkohol getrunken, sondern weil sie sich überwiegend von Süßigkeiten ernährt hatten.

Um weniger Fett zu verzehren, sollte man mageren Käse (Harzer) und mageres Fleisch (Filet) kaufen sowie von Milch und Milchprodukten ebenfalls nur die Magerstufen nehmen. Man sollte nur zwei- bis dreimal in der Woche Fleisch als Hauptmahlzeit zubereiten und dann eher als Beilage, während es durchaus mehr Kartoffeln, Gemüse, Salat sein dürfen. Vor allem ist auf »versteckte Fette« zu achten und der Verzehr aller Nahrungsmittel einzuschränken, in denen diese enthalten sind, wie Wurst und Schinken, die meisten Käsesorten, Schokolade, Nüsse, Kuchen und Backwaren gleicher Art, vor allem Saucen, Sahne und Mayonnaise.

Kohlenhydrate sollten mit einem Anteil von 50 bis 60 Prozent die hauptsächlichen Energielieferanten sein

Auf die richtigen Kohlenhydrate achten

Bei den Kohlenhydraten sollte vor allem auf Zucker verzichtet werden, weil dieser nichts anderes liefert als leere Kalorien, die allzu leicht von der Leber in

Die Leber

Fett umgewandelt werden. Deshalb sowenig wie möglich Kuchen, Torten und anderes Gebäck essen, möglichst keine Süßigkeiten, keine Konfitüren und keine anderen Süßspeisen naschen sowie keine Limonaden und ähnliche süße Getränke trinken, auch keinen Zucker in den Kaffee beziehungsweise Tee tun – allein mit Milch oder mit Zitrone hat man ohnehin mehr vom Aroma. Grundsätzlich sollten Süßigkeiten gelegentlich als Genußmittel erlaubt, jedoch nicht als Nahrungsmittel gebraucht werden.

Süßigkeiten als Genuß-, nicht als Nahrungsmittel verzehren

An die Stelle des leicht löslichen raffinierten Zuckers sollten Vollkornprodukte mit mehr Vitalstoffen treten. Die Stärke aus ihnen wird langsamer im Darm resorbiert, dann von der Leber zerlegt und umgebaut. Weil das seine Zeit braucht, hält das Sättigungsgefühl nach solch einer Mahlzeit länger an als nach einem zuckersüßen Essen. Stärke ist vor allem in Vollkornprodukten, Hülsenfrüchten, Kartoffeln enthalten, die auch aus diesem Grund zu empfehlen sind.

Ausreichend Vitamine, Mineralstoffe und Spurenelemente

Für die Leber ist der ständige Nachschub an diesen Nährstoffen in genügender Menge eine unerläßliche Voraussetzung dafür, ihre Zellen gesund erhalten und ihre Funktionen erfüllen zu können. So manche ihrer Enzyme wären nicht ausreichend wirksam ohne Vitamine, Mineralstoffe und Spurenelemente, die als »Co-Enzyme« dienen. Dabei handelt es sich beispielsweise um Vitamine vom sogenannten B-Komplex und um Vitamin C sowie um das Spurenelement Selen. Außerdem werden Vitamine von der Leber dringend benötigt, um etwa die Sauerstoffradikale (siehe Seite 42) unschädlich zu machen, die beim Abbau von

Vitamine im Einsatz gegen die Sauerstoffradikale

Vorbeugung

Alkohol und bei anderen Entgiftungsarbeiten anfallen. Das sind die Vitamine C und E sowie Beta Carotin, die Vorstufe von Vitamin A, die wegen ihrer Wirkung unter dem Begriff Antioxidantien zusammengefaßt sind. Auch die Spurenelemente Zink, Kupfer, Mangan und Selen sind wesentlich daran beteiligt, auf diese Weise den Menschen gesund zu erhalten.

Natürlich ist es gut, relativ viel Frischkost aus Obst und Gemüse, Vollkornprodukte aller Art, Naturreis und Müsli zu essen, Frucht- und Gemüsesäfte zu trinken sowie die Ernährung mit Hefeprodukten und Weizenkeimerzeugnissen anzureichern, um die Versorgung mit den lebensnotwendigen Vitaminen, Mineralstoffen und Spurenelementen zu gewährleisten. Aber dadurch ist keine Garantie gegeben, den tatsächlichen Bedarf daran zu decken. Denn zum einen ist dieser zumeist größer, als angenommen wird, und zum anderen enthalten selbst ausgewählte Nahrungsmittel weniger Vitamine, als geglaubt wird, weil bei Transport, Lagerung, Zubereitung viel von diesen wertvollen Stoffen verlorengehen kann.

Auch gesunde Ernährung ist keine hundertprozentige Garantie gegen Mangelerscheinungen

Wer sicher sein will, für seine Leber im besonderen und für seine Gesundheit im allgemeinen genügend dieser Nährstoffe zu erhalten, der ist deshalb auf die Mittel zur Nahrungsergänzung angewiesen. Im Schwarzwald Sanatorium Obertal ist dafür das Vital-Plus-Programm entwickelt worden. Es beruht auf den Grundlagen der sogenannten Orthomolekularen Medizin und enthält in seinen vier Säulen alle wichtigen Nährstoffe in der richtigen Menge (mehr darüber ab Seite 195). In dieser Form werden Vitamine, Mineralstoffe, Spurenelemente sowohl von den Ärzten bei der Behandlung als auch von ihren Patienten daheim zur Vorbeugung genutzt (es gibt sie rezeptfrei in allen

Apotheken) – auch gegen Störungen und Erkrankungen der Leber. An dieser Stelle nur zwei Beispiele dafür, wie wichtig diese Nährstoffe sind: Ohne genügend Calcium gäbe es keine normale Blutgerinnung, trotz aller Faktoren aus der Leber, und ohne Vitamin C ist keine ausreichende Entgiftung des Körpers von Schwermetallen möglich.

Arzneimittel: Nach Vorschrift einnehmen, auf Warnzeichen achten

Im Jahre 1992 hat jeder Deutsche – im Durchschnitt, wohlgemerkt – 900 Tabletten, Pillen, Dragees eingenommen (auch Injektionen sind in dieser Zahl enthalten). Alle diese Arzneimittel müssen von der Leber durch Biotransformation verstoffwechselt und entgiftet werden (siehe Seite 29). Sie alle belasten deshalb das Zentralorgan des Stoffwechsels und können es schlimmstenfalls selbst schädigen.

»Potentiell lebertoxisch« – vom Schmerzmittel bis zum Medikament gegen Bluthochdruck oder Rheuma

Alles in allem sind mehr als 200 pharmakologische Grundsubstanzen als »potentiell lebertoxisch« bekannt. Dazu gehören einige der häufig angewendeten Medikamente gegen Schmerzen (Analgetika), gegen Herzrhythmusstörungen (Antiarrhythmika), gegen Bakterien (Antibiotika), gegen Zuckerkrankheit (orale Antidiabetika), gegen Bluthochdruck (Antihypertensiva), gegen Rheuma (Antirheumatika) sowie Arzneimittel gegen Krankheitserreger (Chemotherapeutika), gegen Störungen des Zentralen Nervensystems (Psychopharmaka), gegen Erkrankungen der Schilddrüse (Thyreostatika), gegen Krebs (Zytostatika) und auch Hormone, die in den Anti-Baby-Pillen zur »hormonalen Kontrazeption« genutzt werden.

Alle diese Arzneistoffe – und noch mehr – können Leberschäden der verschiedensten Formen und

Vorbeugung

Schweregrade hervorrufen, von der Fettleber und dem Gallenstau (Cholestase) mit oder ohne Gelbsucht (Ikterus) über Entzündung (Hepatitis) und Leberschrumpfung (Zirrhose) bis zu gut- oder bösartigen Geschwülsten (Tumore). Glücklicherweise sind derartige Arzneimittelschäden der Leber recht selten; sie machen schätzungsweise nur 5 Prozent aller akuten Leberkrankheiten aus, bei chronischen Schäden sind es wahrscheinlich etwas mehr. Dennoch ist es angebracht, auf diese arzneimittelbedingten Lebererkrankungen zu achten – und sie von vornherein zu verhindern. Das gelingt sicher um so besser, je mehr man darüber weiß.

Leberschäden durch Arzneimittel sind relativ selten

Die Medikamente, die der Leber schaden könnten, werden in zwei Gruppen eingeteilt. Die eine bilden die »direkt hepatotoxisch wirkenden Substanzen«, die sofort schädigend sind. Ihre Wirkung hängt allein von der Dosis ab; ist diese hoch, schädigen sie die Leber eines jeden Menschen. Ihre Anzahl ist zwar relativ gering, aber es gehören weitverbreitete Arzneistoffe dazu wie das betäubende Chloroform, die sogenannten Breitband-Antibiotika der Tetrazykline und auch das schmerzstillende Paracetamol. Es ist in der vorgeschriebenen Dosierung ebensogut wirksam wie verträglich; wird jedoch sehr viel mehr davon auf einmal eingenommen, droht akutes Leberversagen.

Auch die Pille kann die Leber schädigen

Die überwiegende Anzahl der genannten Arzneimittel gehört zur großen Gruppe der »indirekt hepatotoxisch wirkenden Substanzen«. Ihre schädigende Wirkung auf die Leber ist weitgehend unabhängig von ihrer Dosierung und deshalb nicht vorhersehbar. Weil zudem lange Zeit vergeht, ehe der Schaden bemerkt

Die »indirekt hepatotoxisch wirkenden Substanzen« können auch unabhängig von der Dosierung die Leber schädigen

Die Leber

Bei einer von 1000 bis 10 000 Frauen kann es durch die Anti-Baby-Pille zu einem Leberschaden kommen

wird, sind sie als dessen Ursache nicht leicht zu erkennen. Diese Nebenwirkung tritt offensichtlich nur bei den Menschen auf, die überempfindlich auf bestimmte Substanzen (Idiosynkrasie) reagieren. Das sind allerdings nur wenige. So muß nur eine von 1000 bis 10 000 Frauen, die regelmäßig die Anti-Baby-Pille anwenden, mit einem Arzneimittelschaden der Leber rechnen. Angesichts der mehr als drei Millionen Frauen in Deutschland, welche die Pille einnehmen, gewinnt selbst diese geringe Häufigkeit eine große Bedeutung: Die Pille macht bei 300 bis 3000 gesunden Frauen die Leber krank – falls dies vom Arzt nicht rechtzeitig erkannt wird. Um dieses Risiko so gering wie möglich zu halten, sind in den Präparaten heute sehr viel weniger Östrogene enthalten als früher.

Diesen Frauen droht der »arzneimittelbedingte Ikterus mit Vorherrschen einer intrahepatischen Cholestase«. Auf deutsch: Weil die Hormone der Pille die Leberzellen geschädigt haben, kann die Gallenflüssigkeit nicht mehr richtig aus dem Organ abfließen; sie staut sich und tritt ins Blut über, so daß es zu einer Gelbsucht kommt. Das ist die mit Abstand häufigste Lebererkrankung durch Arzneimittel überhaupt, und sie ist zugleich charakteristisch für deren Ursache, Symptome und Therapie. Die Ursache ist eine vererbte Veranlagung (genetische Komponente). Das gilt grundsätzlich: Speziell bei den Leberschäden durch die Anti-Baby-Pille spricht dafür, daß die Hälfte aller betroffenen Frauen auch während einer Schwangerschaft eine Gelbsucht bekommen und daß diese Komplikation in bestimmten Familien gehäuft auftritt.

Die Gelbsucht ist die häufigste Lebererkrankung, die von Arzneimitteln hervorgerufen wird

Die Symptome zeigen sich – bei der Pille und bei allen anderen genannten Arzneimitteln – gewöhnlich

Vorbeugung

ab der zweiten bis dritten Woche der regelmäßigen Einnahme. Typischerweise sind das vor allem die gelbliche Verfärbung der Haut und der Schleimhäute, dunklerer Urin und hellerer Stuhlgang als sonst, Juckreiz der Haut, gelegentlich auch Übelkeit und Erbrechen sowie Schmerzen rechts oben im Bauch. Allerdings müssen nicht alle diese Symptome gleichzeitig auftreten beziehungsweise gleich stark ausgeprägt sein. Anfänglich können sie mit Begleiterscheinungen wie Fieber, Gelenkbeschwerden, Hautausschlag verbunden sein, wenngleich es keine eindeutigen, frühzeitigen Warnzeichen für diese Leberschäden gibt.

Die Therapie ergibt sich zwangsläufig: Das Medikament, das als Ursache der Störung beziehungsweise Erkrankung erkannt worden ist, wird sofort abgesetzt und nötigenfalls durch einen anderen Arzneistoff ersetzt (der stets vom Arzt verordnet werden muß und niemals eigenmächtig bestimmt werden darf). Ist das geschehen, bilden sich die Schäden zurück und die Leber regeneriert sich.

Das auslösende Medikament sofort absetzen

Diese Kriterien treffen auf alle Arzneimittel zu, die »potentiell lebertoxisch« sind. Insbesondere bei der Anti-Baby-Pille können in der Praxis weitere Probleme auftreten. Unter anderem deshalb, weil diese hormonale Kontrazeption das Entstehen von Gallensteinen (siehe Seite 130) ebenso begünstigt wie in sehr seltenen Fällen das Auftreten bestimmter Tumore in der Leber, insbesondere der sogenannten Leberzelladenome. Diese sind zwar an sich gutartig, aber dennoch nicht gänzlich harmlos. Sie müssen zwar nicht, können jedoch zu inneren Blutungen führen. Um dieses geringe Risiko auszuschließen, sollten die Leberzelladenome mit einer Operation aus der Leber entfernt

Die Leber

werden – falls sie sich nicht nach Absetzen der Pille von selbst zurückbilden.

So weit muß es erst gar nicht kommen. Leberschäden durch Arzneimittel sind weitgehend zu vermeiden, wenn diese Empfehlungen befolgt werden, die für alle Patienten gelten:

Wie medikamentös bedingte Leberschäden vermieden werden können

- Den Arzt bereits beim ersten Gespräch informieren, falls Warnzeichen oder Hinweise bestehen oder derartige Leberschäden aufgetreten sind – sowohl beim Patienten selbst als auch in dessen Familie.
- Die Medikamente genau nach Vorschrift einnehmen – niemals eigenmächtig die Dosis erhöhen oder die Dauer verlängern (aber sie auch nicht verkürzen).
- Keine anderen Medikamente zusätzlich anwenden, von denen der Arzt nichts weiß – es könnte zu sogenannten Interaktionen zwischen den Arzneimitteln kommen und dadurch zu unerwünschten Wirkungen, auch an der Leber.
- Beim Auftreten der aufgeführten Symptome sowie der möglichen Begleiterscheinungen sofort zum Arzt gehen – nur er kann deren wahre Ursache erkennen und die richtigen Maßnahmen ergreifen.

Umweltgifte: Vorbeugen durch Verhalten und mit Vitaminen

Schadstoffe sind überall in der Umwelt, und kein Mensch kann ihnen entgehen. Mit der Atemluft, mit dem Trinkwasser, mit den Nahrungsmitteln und teilweise sogar durch die Haut gelangen sie in den Körper – die Schwermetalle Blei, Cadmium, Quecksilber aus Abgasen und Abfällen, die »halogenierten aliphatischen beziehungsweise aromatischen Kohlenwasserstoffe« aus gebräuchlichen Lösungs- und Reinigungs-

Schadstoffe, denen der Körper am häufigsten ausgesetzt ist

mitteln sowie verschiedenen Schädlingsbekämpfungs- und Holzschutzmitteln, die »polychlorierten Naphthaline« (PCN) und die »polychlorierten Biphenyle« (PCB) aus weitverbreiteten Werkstoffen, um wichtige Schadstoffklassen zu nennen.

Sie schädigen zwar nicht allein die Leber, sondern auch Haut, Nervensystem, Nieren, Lungen. Aber als zentrales Stoffwechselorgan muß sie – ebenso wie den Alkohol und die Arzneimittel – einen Großteil dieser Giftstoffe unschädlich machen und kann dabei ebenfalls selbst Schäden davontragen.

Im einzelnen sind diese Folgewirkungen noch nicht ausreichend genug systematisch erforscht. Bekannt ist jedoch, daß die drei genannten Schwermetalle die Enzyme der Leber schädigen und deshalb ihre Funktion im Stoffwechsel stören. Erkannt als besonders starke Lebergifte, die zur Verfettung und zum Untergang (Nekrose) von Leberzellen führen, sind unter anderem der Tetrachlorkohlenstoff als Lösungsmittel in Lacken und Farben sowie als Fettlöser in Fleckenwässern und Maschinenreinigern, das 1,1,2,2-Trichlorethan und etwas weniger als Trichlorethylen in technischen Lösungsmitteln für Harze, Fette, Öle und Lacke, das 1,2-Dichlorethan als Schädlingsbekämpfungsmittel und als Lösungsmittel für Fette, Harze und Kautschuk. Die erschreckende Tatsache, daß man den Schadstoffen aus der Umwelt nicht entgehen kann, sollte jedoch nicht zu der fatalistischen Folgerung verleiten, daß man sich ihrer nicht erwehren kann.

Besonders gefährliche Lebergifte aus der Umwelt

Vorbeugung und Selbsthilfe gegen eine innere Vergiftung von außen her
- Abwechslungsreich ernähren. Wer allzu häufig dasselbe ißt, der riskiert, mit den Leibgerichten ver-

Die Leber

Rinder- und Schweineleber sowie Pilze enthalten viel Cadmium

mehrt Schadstoffe aufzunehmen, die sich zudem in seinem Körper anreichern können, beispielsweise Cadmium aus Innereien und Quecksilber aus Fischen und anderen Meerestieren. Gesünder ist ohnehin eine gemischte, vollwertige, kalorienangepaßte Kost (siehe Seite 47).

- Besonders belastete Nahrungsmittel gänzlich meiden oder nur gelegentlich verzehren. Beispielsweise Leber oder Nieren vom Rind und Schwein höchstens einmal alle drei Wochen, weil in ihnen relativ viel Cadmium angereichert ist, und höchstens 250 Gramm Pilze pro Woche, weil mit ihnen auch Cadmium und Quecksilber verzehrt werden.
- Obst und Gemüse vor dem Verzehr gründlich säubern! Das gilt insbesondere für pflanzliche Nahrungsmittel mit gekräuselten oder behaarten sowie für solche mit großen Oberflächen wie zum Beispiel Kohl, Pfirsich, Salat, weil sich auf ihnen Schadstoffe wie Blei sowie auch Schädlings- und Unkrautbekämpfungsmittel besonders hartnäckig halten.
- Saisongerecht ernähren. Zu bevorzugen sind Obst und Gemüse, die im Freien gewachsen sind; sie sind nämlich weniger mit Nitraten belastet als Pflanzen, die aus dem Gewächshaus stammen.
- Bei Smog-Wetterlagen, während derer sich Schadstoffe in der Luft ansammeln, nicht länger als nötig im Freien bleiben und derweilen auch körperliche Belastungen vermeiden, weil mehr Atemluft auch mehr Schadstoffe in den Körper bringt.
- Schadstoffe aus der Wohnung möglichst fernhalten. Etwa indem nur Möbel mit Spanplatten der Emissionsklasse E1 gekauft werden, die ohne Formaldehyd geklebt sind, und indem chemisch

Vorbeugung

gereinigte Kleidung einige Stunden lang im Freien auslüftet oder von weither importierte neue Kleidungsstücke noch vor dem ersten Tragen gewaschen werden.
- Den Körper von Umweltgiften befreien. Dafür gibt es zwei gute Rezepte, die jedermann praktizieren kann. Das erste lautet: Eine Zeitlang täglich mindestens 200 Milligramm Vitamin E (Tocorell®), 250 Milligramm Vitamin C (Ascorell®), 100 Mikrogramm Selen (Selenarell®), 7,5 Milligramm Zink, 1000 Milligramm Calcium einnehmen; vier bis sechs Wochen lang mit den Präparaten der Vital-Plus-Therapie (siehe Seite 195) nachbehandeln. Dabei werden Umweltgifte sowohl im Körper unschädlich gemacht als auch vermehrt ausgeschieden.

Die Vital-Plus-Therapie bekämpft Umweltgifte

Das andere Rezept: Von Freitag- bis Sonntagabend fasten, derweilen täglich nur etwas Quark essen, mindestens zwei Liter Mineralwasser oder Kräutertee trinken, Bittersalz oder ein anderes salinisches Abführmittel einnehmen, zweimal jeweils eine halbe Stunde lang Gymnastik treiben. Bei diesem Fasten werden relativ große Mengen fettlöslicher Umweltgifte wie Dioxine, PCB, Lindan abgebaut; dank reichlich Flüssigkeit sowie angeregter Gallen- und Darmtätigkeit werden sie auch vermehrt mit dem Urin und mit dem Stuhlgang ausgeschieden. Damit sie jedoch nicht zuvor dem Körper noch schaden können, sollten genügend Vitamine verfügbar sein; diese Voraussetzung ist gegeben, wenn nach demselben Prinzip verfahren wird wie beim ersten Rezept.

Auch Fasten baut Umweltgifte aus dem Körper ab

Weil das Fasten die Psyche und den Körper und durch den Abbau der Fettspeicher insbesondere die Leber belastet, sollte diese Kurzkur gegen Umweltgifte auf ein Wochenende gelegt und mehrmals im Jahr wie-

Die Leber

derholt werden. Sie ist jedoch ganz gesunden Menschen vorbehalten, selbst Schwangeren nicht erlaubt. Im Zweifelsfall ist vorher der Arzt zu befragen.

Schutzimpfung: Jetzt auch gegen Hepatitis A und B

Immer weniger Deutsche sind immun gegen das Hepatitis-A-Virus

Zwei Entwicklungen geben Anlaß zur Sorge. Zum einen die Tatsache, daß immer weniger Deutsche immun sind gegen das Hepatitis-A-Virus; nicht einmal jeder zehnte jüngere Mensch hierzulande verfügt über genügend Antikörper gegen diesen Erreger der Leberentzündung (mehr darüber ab Seite 83). Zum anderen der noch zunehmende Trend zu Reisen in fremde Länder, in denen die Hygiene teils sehr schlecht, das Virus weit verbreitet und deshalb das Risiko einer Erkrankung an Hepatitis A deutlich größer ist.

Leberentzündung – ein gefährliches Reisesouvenir

Wer sich vor dieser Leberentzündung als gefährlichem Mitbringsel von einer großen Reise schützen wollte, der war bis vor kurzem allein auf die passive Immunisierung mit normalem Immunglobulin (NIG) angewiesen. Dabei werden bereits vorhandene Abwehrstoffe (Antikörper) gegen das Hepatitis-A-Virus, die aus dem Blut anderer Menschen gewonnen worden sind, übertragen. Mit ihnen erwirbt der Empfänger zwar einen Schutz von etwa 95 Prozent, aber diese »Leih-Immunität« ist nicht von Dauer. Weil das Immunglobulin vom Körper abgebaut wird, hält sie nur drei bis fünf Monate lang an. Für gelegentliche und kürzere Reisen in Gefahrengebiete ist diese passive Immunisierung nach wie vor ein geeignetes Mittel zur Prävention der Hepatitis A.

Impfschutz für fünf bis zehn Jahre

Seit dem Dezember 1992 ist eine aktive Immunisierung mit einem Hepatitis-A-Impfstoff möglich, den

Vorbeugung

wir nachdrücklich empfehlen. Er enthält Hepatitis-A-Viren, die durch Formaldehyd inaktiviert worden sind und die auf einer speziellen Kultur gezüchtet werden; sie alle sind Abkömmlinge vom Impfstamm HM 175, der vor Jahren von einem Patienten in Melbourne (Australien) isoliert werden konnte. Sie veranlassen das Immunsystem des Menschen dazu, selbst aktiv genau passende Abwehrstoffe (Antikörper) gegen bestimmte Merkmale auf der Oberfläche (Antigene) der Viren zu bilden. Diese schützen sehr viel länger vor einer Infektion, mindestens fünf, wahrscheinlich bis zu zehn Jahre lang – genau weiß man das nicht, weil es ja den Wirkstoff noch nicht so lange gibt.

Die Schutzimpfung umfaßt drei Injektionen: Zwei im Abstand von zwei bis vier Wochen für eine »Grundimmunisierung« und eine dritte nach sechs bis zwölf Monaten, die den bereits erworbenen Impfschutz sichert. Um eine Schutzwirkung von 99 Prozent zu erreichen, müssen alle drei Injektionen strikt in die Muskulatur verabreicht werden; gelangt nämlich der Impfstoff ins Unterhautfettgewebe, kann er dort Schaden anrichten und seine Wirkung ist längst nicht so gut. Er ist gut verträglich, abgesehen von gelegentlichen, rasch vorübergehenden örtlichen Reaktionen an der Einstichstelle wie Schmerzen, Rötung, Schwellung.

Die Ständige Impfkommission des Bundesgesundheitsamtes empfiehlt die aktive Schutzimpfung gegen Hepatitis A allen Personen mit einem erhöhten Risiko für diese Infektion. Das sind in erster Linie:
- Reisende in das südliche und östliche Mittelmeer (einschließlich Türkei), in einige osteuropäische Länder (Albanien, Bulgarien, Rumänien, Nachfolgestaaten der Sowjetunion), in den gesamten Nahen

Personen, welche ein erhöhtes Risiko haben, an Hepatitis A zu erkranken, und sich daher vorsorglich impfen lassen sollten

Die Leber

Osten, nach Indien und Südostasien sowie in alle Gebiete Afrikas, Mittel- und Südamerikas, des Fernen Ostens mit unzulänglicher Hygiene. Touristen müssen diesen Schutz allerdings selbst bezahlen; die Krankenkassen übernehmen die Kosten dafür bei nicht beruflich bedingten Auslandsreisen nicht mehr.
- Personen, die von Berufs wegen einem erhöhten Infektionsrisiko ausgesetzt sind, wie das Personal medizinischer Einrichtungen und spezieller Laboratorien, Mitarbeiter von Kinderkrippen, Kindergärten, Kinderheimen sowie von Einrichtungen für geistig Behinderte, Arbeiter in Kanalisations- und Kläranlagen. Falls möglich, sollten diese Personen bereits vor Aufnahme der Tätigkeit in einem der genannten Bereiche geimpft werden.

Vorbeugung gegen Hepatitis B

Dieselben Möglichkeiten bestehen auch zur Vorbeugung gegen Hepatitis B (mehr darüber ab Seite 84), nämlich eine passive Immunisierung, und zwar mit einem speziellen Hepatitis-B-Immunglobulin (HBIG), sowie eine aktive Schutzimpfung gegen das Hepatitis-B-Virus. Übrigens: Ein Mittel zu diesem Zweck ist der erste gentechnisch hergestellte Impfstoff überhaupt; er wird seit 1986 mit Hilfe von gentechnisch veränderten Hefezellen gewonnen. Seine Anwendung, Wirksamkeit und Schutzdauer entsprechen denen des Hepatitis-A-Impfstoffs.

Personen mit einem erhöhten Hepatitis-B-Risiko

Diese Schutzimpfung wird allen Personen empfohlen, die einem erhöhten Risiko einer Hepatitis-B-Infektion ausgesetzt sind: Personal im medizinischen und zahnmedizinischen Bereich; Patienten, denen häufig Blut oder Bestandteile davon übertragen werden wie Bluter (Hämophile) beziehungsweise Patienten an der künstlichen Niere (Dialyse); Drogenabhängige, Prostituierte, Homosexuelle; Personen, die engen Kontakt haben mit Menschen, die mit diesem Virus chronisch infiziert sind (HB_sAg-Träger). Dazu gehören auch die Kinder derart kranker Frauen – um sie so sicher wie möglich vor der Ansteckung mit dem Hepatitis-B-Virus zu bewahren, sollten sie noch im Kreißsaal sowohl die passive als auch die aktive Immunisierung dagegen erhalten.

Übrigens: Beide aktive Immunisierungen sind jetzt mit nur einem kombinierten Impfstoff möglich, der sowohl gegen Hepatitis A als auch gegen Hepatitis B schützt. Er ist seit September 1986 für den gesamten Bereich der Europäischen Union zugelassen.

Die Schutzimpfung gegen Hepatitis A und B kann mit einem kombinierten Impfstoff erfolgen

Fünf gute Tips für eine gesunde Leber

1. Den Darm gesund erhalten

Wie es der Leber ergeht, hängt auch von der sogenannten Darmflora aus nützlichen Bakterien ab. Ist diese nicht intakt, können sich schädigende Bakterien im Dickdarm vermehren und es entstehen bei der Verdauung vermehrt Abbauprodukte wie zum Beispiel Ammoniak, Indole, Phenole. Infolgedessen wird die Leber stärker belastet, weil sie diese Substanzen entgiften muß.

Wichtig: eine gesunde Darmflora

Sind Bakterien sogar in den Dünndarm gelangt, wo sie normalerweise nicht hingehören, kann es zu einer Selbstvergiftung (Autointoxikation) kommen: Es entsteht die Litocholsäure, welche die schützende Barriere der Darmschleimhaut schwächt, so daß mehr Schadstoffe und Bakterien mit dem Blut über die Pfortader in die Leber gelangen und das Organ schädigen.

Die Leber

Ein gesunder Darm mit einer intakten Darmflora schont die Leber, indem er ihr diese Belastungen erspart. Für diesen Teil der Vorbeugung ist die richtige Ernährung mit einer gemischten, vollwertigen Kost entscheidend (siehe Seite 46), und dazu gehören genügend unverdauliche Faserstoffe. Sie bilden in Pflanzen das Gerüst aus Stütz- und Füllgewebe und werden deshalb nur mit pflanzlichen Lebensmitteln aufgenommen. Weil sie von den Enzymen im Dünndarm nicht abgebaut werden und nicht als Nährstoffe zu gebrauchen sind, wurden sie einst für überflüssig gehalten und deshalb »Ballaststoffe« genannt.

Sogenannte »Ballaststoffe« sind sowohl für den Darm als auch für die Leber gut

Heute jedoch ist gesichert, daß sie für eine geregelte Verdauung, für eine optimale Funktion des Darmes und darüber auch für die Gesundheit der Leber unverzichtbar sind. Die unverdaulichen Faserstoffe fördern das Wachstum der nützlichen Bakterien und erhalten somit den Bestand der gesunden Darmflora. Sie binden schädliche Substanzen aus den Nahrungsmitteln und aus dem Stoffwechsel an sich und nehmen sie mit hinaus aus dem Körper. Sie sorgen dafür, daß diese Ausscheidung rechtzeitig und regelmäßig erfolgt, indem sie viel Wasser aufnehmen, so daß das Volumen des Speisebreis größer und dieser vom Darm zügig weitertransportiert wird.

Mindestens 30 Gramm unverdauliche Faserstoffe sollte der Mensch pro Tag aufnehmen; davon ist der Durchschnitts-Deutsche leider weit entfernt. Er sollte deshalb mehr von den Nahrungsmitteln verzehren,

Nahrungsmittel, die besonders viele Faserstoffe enthalten

welche die besten Lieferanten dafür sind: Weizenkleie, Vollkornprodukte aller Art, Knäckebrot, Haferflocken, Gemüse und Salate, Obst (insbesondere Trockenobst), Hülsenfrüchte, Nüsse. Übrigens: Drei Scheiben Vollkornbrot enthalten etwa 15 Gramm unverdauliche Faserstoffe und decken damit bereits die Hälfte des täglichen Bedarfs.

Es gibt noch andere Möglichkeiten, über eine gesunde Darmflora auch die Leber gesund zu erhalten. Zum Beispiel durch Einnehmen von Laktulose in einer Kur von jeweils einer Woche Dauer mit einer Woche Pause dazwischen. Laktulose ist ein Zucker, der in der Natur nicht vorkommt und durch Erhitzen von Milch gewonnen wird. Er wird im Dickdarm von Bakterien abgebaut und verändert dort die Verhältnisse derart, daß die nützlichen Laktobazillen, die Acidus- und Bifidus-Bakterien, besser gedeihen können. Nachhaltiger noch nutzt eine Symbioselenkung der Darmflora. Weil diese Maßnahme in der Regel zur Unterstützung einer Therapie angewendet wird, wird sie in diesem Rahmen näher erklärt (siehe Seite 206).

Empfehlenswert: eine Laktulose-Kur

2. Strikt auf Hygiene achten

Dieser gute Rat zielt zwar vor allem auf den Aufenthalt in fernen Ländern ab, in denen der hygienische Standard nicht so hoch ist, im Prinzip aber auch auf den Alltag hierzulande. Es gilt nämlich nicht nur, die Infektion mit Erregern von Lebererkrankungen zu vermeiden, sondern auch den Kontakt mit Bakterien und deren Giftstoffen, die indirekt die Leber in Mitleidenschaft ziehen. Beim Typhus beispielsweise können in der Leber viele kleine Knötchen entstehen, in denen die Leberzellen zugrunde gehen. Um solche Gefahren weitgehend auszuschalten, sollte man zur Vorbeugung vorsichtshalber:

- Unsaubere Nahrungsmittel und ungekochtes Wasser meiden, insbesondere beim Aufenthalt im Ausland nur gekochte Speisen essen und Getränke aus verschlossenen Flaschen / Dosen trinken.

Was man zur Vorbeugung tun kann

Die Leber

- Bei der Aufbewahrung und Zubereitung der Nahrungsmittel größtmögliche Sorgfalt und Sauberkeit walten lassen.
- Nach jeder Benutzung der Toilette sich gründlich die Hände waschen; bei Impfungen darauf achten, daß diese nur mit Einmalspritzen vorgenommen werden.
- Den intimen Kontakt mit den Menschen meiden, die an einer Leberentzündung (Hepatitis) erkrankt sind.

3. Die Leber unterstützen

Das ist vor allem mit dem Leberwickel möglich, der die Funktion der Verdauungsorgane im allgemeinen und die Tätigkeit der Leber im besonderen unterstützt, indem er die Durchblutung des Organs verbessert. Zu diesem Zweck kann er sogar nach Mahlzeiten angelegt werden, wenn alle anderen Wickel untersagt sind. Gebräuchlicher ist es, ihn gelegentlich am Abend im Bett anzulegen und ihn etwa eine Stunde lang zu belassen.

Wie man einen Leberwickel macht

Benötigt wird dafür ein Streifen aus Stoff (Leinen, Frottee, Seide), der etwa 35 Zentimeter breit und mindestens 3 Meter lang ist. Ein Drittel davon wird mit leitungskaltem Wasser durchtränkt, gut ausgewrungen, in der Mitte auf dem Bauch angelegt und so um den Rumpf gewickelt, daß die trockenen zwei Drittel den Wickel nach außen hin abschließen; das Ende wird durch Sicherheitsnadeln oder mit Bändern festgehalten. Einfacher anzuwenden und ebenfalls hilfreich für die Leber ist diese Packung: Eine Wärmflasche mit heißem Wasser wird mit einem feucht-warmen Tuch umwickelt und auf die Haut über dem rechten Rippenbogen gelegt, darüber kommt noch ein trockenes

Wolltuch. Diese Packung bleibt so lange liegen, bis sie spürbar abgekühlt ist.

4. Regelmäßig Sport treiben

Richtig dosierte körperliche Belastung durch Bewegung ist für den gesamten Organismus von Nutzen, auch für die Leber, und zwar aus zwei Gründen: Zum einen wird die Leber besser durchblutet, wenn der Kreislauf angeregt ist. Zum anderen wird von den Muskelzellen beim Sport etwas mehr Ammoniak abgebaut und dadurch die Leber in ihrer Entgiftungsarbeit entlastet.

Warum sportliche Bewegung insbesondere auch für die Leber gut ist

Um diesen Nutzen zu erreichen, genügt es bereits, mit flottem Schritt im Tempo von 6 Stundenkilometern spazierenzugehen. Wirkungsvoller sind die sogenannten Ausdauersportarten, die viele Muskelgruppen und Organsysteme trainieren: Dauerlauf, Radfahren, Schwimmen sowie Rudern und Skilanglauf. Wichtiger, als sich lange und angestrengt abzumühen, ist es, regelmäßig und gleichmäßig in der Freizeit Sport zu betreiben – dreimal in der Woche jeweils mindestens 20 Minuten lang.

5. Zum Arzt gehen, auch wenn man gesund ist

Vorsorgeuntersuchungen haben vor allem die Aufgabe, Erkrankungen so früh wie möglich zu erkennen, damit diese so erfolgreich wie möglich behandelt werden können. Darüber hinaus dienen sie auch der Vorbeugung, indem der Arzt Schwachstellen im Organismus entdeckt und gute Ratschläge für gezielte Schatzmaßnahmen gibt. Diese guten Chancen haben alle Bundesbürger, die älter als 35 sind. Alle zwei Jahre können sie von ihrer Krankenkasse einen Berechtigungsschein für eine kostenlose Vorsorgeuntersu-

Ab 35 kann jeder Deutsche kostenlos eine Vorsorgeuntersuchung in Anspruch nehmen

Die Leber

Beim Abklopfen und Abtasten des Bauches lassen sich Veränderungen der Leber feststellen

chung von Kopf bis Fuß erhalten; leider nehmen noch immer viel zu wenige Versicherte das in Anspruch.

Zu diesem »Check ab 35« gehören das Abklopfen (Perkussion) und das Abtasten (Palpation) des Bauches. Mit den einfachen Untersuchungen können bereits Veränderungen der Leber festgestellt werden, beispielsweise ob ihre Masse vergrößert, ihre Oberfläche knotig oder höckrig, ihr Rand scharf oder stumpf ist. Werden Befunde erhoben, sind sie Anlaß für weitere Untersuchungen durch den Arzt und für genaue Tests im Labor. Dort werden aus Blutproben die Enzyme bestimmt, die im Blut zwar normalerweise auch nachweisbar, deren Werte jedoch bei Belastungen und Erkrankungen deutlich erhöht sind. Das sind unter anderem die sogenannten Transaminasen GOT und GPT (Glutamat-Oxalacetat-Transaminase und Glutamat-Pyruvat-Transaminase), die im Eiweißstoffwechsel der Leber für den Abbau von Aminosäuren benötigt werden, sowie die Gamma-GT (Gamma-Glutamyl-Transferase), deren Werte bei Leber- und Gallenwegserkrankungen am häufigsten erhöht sind.

Ein zusätzlicher, spezieller »Leber-Check-up« ist allen Menschen anzuraten, die bereits einmal an Leber oder Galle erkrankt gewesen sind oder die bei dem Test am Anfang dieses Kapitels auch nur zwei Fragen mit »Ja« beantwortet haben.

Krankheiten: Worunter die Leber am meisten leidet

Je üppiger die Menschen leben, desto mehr muß ihre Leber leiden. Das Leben im Wohlstand ist nun einmal dem Organ nicht bekömmlich. Eine allzu reichliche

Krankheiten

Ernährung und zuviel Alkohol überfordern es auf Dauer, weite Reisen und veränderte Lebensgewohnheiten erhöhen die Risiken einer Infektion. Die Folge dessen sind vor allem Funktionsstörungen und Entzündungen der Leber, die zunehmend häufiger auftreten.

Wie Sie diesen Erkrankungen vorbeugen können, haben Sie auf den vorhergehenden Seiten gelesen. In diesem Kapitel erfahren Sie etwas über die häufigsten Leberleiden, wie sie entstehen und wie sie verlaufen. Das Wissen um diese Gefahren soll ebenfalls dazu beitragen, die Gesundheit zu erhalten, beziehungsweise dabei helfen, sie wiederherzustellen.

Üppiges Essen, zuviel Alkohol sowie Infektionen auf Fernreisen sind heute die Hauptursachen für eine Lebererkrankung

Fettleber – die mit Abstand häufigste Veränderung des Organs

Eine Leberverfettung ist, mehr oder weniger ausgeprägt, bei etwa drei von vier Deutschen nachzuweisen. Diese große Zahl wird verständlich, wenn man bedenkt, daß die Leber auf die verschiedensten Schädigungen stets gleich reagieren kann, nämlich mit einer Verfettung.

Ungefähr drei von vier Deutschen haben eine Leberverfettung

Die mit Abstand wichtigste Ursache dafür ist der Mißbrauch von Alkohol (siehe Seite 43), gefolgt von erhöhtem Blutzuckerspiegel bei Diabetes und Übergewicht infolge Überernährung; seltener schuld daran sind Eiweißmangel (etwa als Folge der chronischen Darmentzündung Morbus Crohn), Schäden durch Chemikalien oder Arzneimittel sowie Infektionen. Gefördert wird dieses Geschehen noch durch Mangel an Bewegung und damit auch an Sauerstoff.

Die Reaktion der Leber darauf ist vor allem eine verminderte Oxidation und auch eine vermehrte Synthese von Fettsäuren. Diese werden in den Leberzellen abgelagert, bilden dort kleinste Tröpfchen oder

Die Leber

größere Anhäufungen und drängen den Zellkern an die Wand. Es sind überwiegend Neutralfette, die Triglyceride genannt werden (weil sie aus drei Fettsäuren bestehen, die an Glycerin gebunden sind). Aus dem Ort der Ablagerung und der Größe der Fetttropfen lassen sich Rückschlüsse auf die Ursache ziehen: Große Tropfen, die überall in der Leber verteilt sind, sind häufig auf Alkohol und Arsen zurückzuführen; feine bis mittlere Tropfen am Rande entstehen zum Beispiel bei Übergewicht (Adipositas).

Fett macht bei einer gesunden Leber nur 2 bis 4 Prozent ihres Trockengewichts aus

Bei einer ganz gesunden Leber macht das Fett nur zwei bis 4 Prozent ihres Trockengewichts aus; sind mehr als die Hälfte ihrer Zellen verfettet, besteht eine Fettleber; sind es weniger, handelt es sich um eine Leberverfettung. Zwangsläufig kommt es dabei zu einer Zunahme an Größe und Gewicht. Eine Fettleber kann mehr als das Doppelte vom Normalen wiegen, das wären sechs Pfund, und sie kann so groß sein, daß sie deutlich zu tasten ist – zwei bis drei Querfinger oder noch tiefer unter der normalen Grenzlinie des rechten Rippenbogens.

Nachweis und Behandlung der Fettleber

Eine Fettleber tut nicht weh

Wer eine Fettleber hat, der spürt kaum etwas davon. Sie bereitet keine Schmerzen; abgesehen von einem gewissen Druckgefühl im rechten Oberbauch, das entsteht, je mehr sich das Organ vergrößert. Im weiteren Verlauf kann es zu uncharakteristischen Beschwerden wie Völlegefühl und Blähungen, Aufstoßen und Appetitlosigkeit kommen, die allerdings auch bei anderen Erkrankungen auftreten. Trotz der Einlagerungen von Fett arbeiten die Leberzellen normal und erfüllen weiterhin alle Funktionen. Deshalb ist eine Fettleber mit den üblichen Blutuntersuchungen nicht sicher festzustellen. Früher setzte eine genaue Diagnose eine histologische Untersuchung voraus, für die mit einer Biopsie eine Gewebsprobe aus der Leber entnommen und unter dem Mikroskop ausgewertet wird. Heute kann eine Fettleber mit Hilfe einer Ultraschalluntersuchung des Oberbauchs meist gut abgeklärt werden.

Eine Fettleber ist dennoch nicht nur ein Schönheitsfehler, sondern eine Gefahr für die Gesundheit. Sie geht meist einher mit zuviel Insulin (Hyperinsulinämie) und zuviel Fetten (Hyperlipämie) im Blut, und diese Abweichungen begünstigen das Entstehen anderer Erkrankungen wie Arteriosklerose und Bluthochdruck. Die Fettleber selbst führt zwar nicht zu schweren Erkrankungen des Organs, aber dieselben Ursachen können Leberentzündungen und Leberzirrhose auslösen. Deshalb sind alle Maßnahmen gegen eine Fettleber zugleich eine wirksame Vorbeugung gegen andere Lebererkrankungen.

Trotzdem ist sie ein Risikofaktor für die allgemeine Gesundheit

Eine Fettleber gilt als »voll rückbildungsfähig«; sobald die Ursachen der Schädigung konsequent ausgeschaltet sind, normalisiert sich der Zustand des Organs wieder. Aus dieser Tatsache ergeben sich folgende Grundsätze für die Behandlung:

- Keinen Tropfen Alkohol trinken und andere schädigende Substanzen absetzen, bis der Schaden behoben ist.
- Übergewicht abbauen und hinterher eine vollwertige gemischte Kost einhalten (siehe Seite 46).
- Bestehende Grundkrankheiten behandeln lassen (vor allem Diabetes mellitus durch eine bessere Einstellung des Blutzuckerspiegels).

Was man bei einer Fettleber tun beziehungsweise lassen sollte

Zusätzlich ist eine unterstützende Therapie (siehe hierzu ab Seite 93) zu empfehlen.

Die Leber

Wer täglich 2 Liter Wein trinkt, kann in drei Wochen eine Fettleber bekommen

Die Entstehung der Fettleber und der Nutzen der Selbsthilfe sind in einer einfachen Rechnung zusammengefaßt: Bei einer täglichen Zufuhr von 150 Gramm reinem Alkohol (etwa 2 Liter Wein) kann in durchschnittlich drei Wochen eine Fettleber entstehen; bei einer strikten Alkoholkarenz dauert es in etwa ebenso lange, bis eine ansonsten gesunde Leber diesen Schaden wieder repariert hat.

Leberfibrose – eine übermäßige Vermehrung des Parenchym-Bindegewebes

Die Leberfibrose ist eine übermäßige Vermehrung des Bindegewebes, das die Leberzellen des sogenannten Parenchyms umhüllt und unterteilt. Im Unterschied zur Leberzirrhose besteht hier zumeist ein diffuser, gelegentlich auch herdförmiger, jedoch niemals ein knotiger Umbau.

Normalerweise ist der Anteil des Bindegewebes am Gesamtgewicht der Leber ebenso gering wie der des Fettes; er beträgt ganze 4 Prozent. Durch eine Besonderheit der menschlichen Leber kann er auf ein Mehrfaches ansteigen: Das Organ reagiert rascher und stärker als die Leber eines jeden anderen Lebewesens auf verschiedenste Schädigungen mit einer Vermehrung des Kollagens. Zu dieser Fibrose kommt es beispielsweise durch eine Entzündung aktiv, indem mehr von diesen Fasern gebildet werden, oder passiv, wenn Leberzellen zugrunde gehen und an ihrer Stelle neue und bereits vorhandene Fasern sich zu Narbengewebe verdichten.

Wie eine Leberfibrose entsteht

Erkannt als Auslöser dieser »allgemeinen Reaktion« der Leber sind zahlreiche Chemikalien und Arzneimittel, Infektionen durch Viren, Bakterien, Parasiten, gewisse Stoffwechselstörungen, auch Durchblutungsstörungen der Leber (zum Beispiel kreislaufbedingte Stauungsleber) und andauernde Behinderung des Gallenflusses sowie ein Übermaß an Alkohol.

Leberfibrose + Alkohol = Leberzirrhose

Der Schaden, den Alkohol in dieser Beziehung anrichtet, ist recht gut erforscht. Unabhängig von einer Fettleber kann es bei weiterem Alkoholkonsum zu einer Fibrose kommen. Geschieht das im Bereich um die Lebervene herum (perivenuläre Fibrose), ist dies ein sehr ernstzunehmendes Warnzeichen: Aus dieser Fibrose kann sich innerhalb einiger Jahre eine Leberzirrhose entwickeln, falls weiterhin Alkohol getrunken wird, während Alkoholkarenz auch in diesem Fall der wichtigste Schritt zur Besserung ist, weil er am meisten Erfolg verspricht.

Alkohol – wieder einmal das Grundübel Nummer eins

Eine Fibrose hat weitere mögliche Auswirkungen auf Struktur und Funktion der Leber. Sie sind ebenfalls abhängig vom Ort des Geschehens, wie diese Beispiele zeigen: Zwischen den Leberzellen können sie zu deren Verkleinerung und Schwund (Atrophie) führen, an den Gallengängen zu einem Stau der Gallenflüssigkeit (Cholestase), im Bereich der Pfortader zu einer Behinderung des Blutstroms und als Folge dessen zu einer Erhöhung des Blutdrucks dort (portale Hypertension).

Bei der Therapie der Fibrose kommt es darauf an, die zugrunde liegenden Ursachen auszuschalten und die Erkrankungen, in deren Rahmen es zu dieser Vermehrung des Bindegewebes kommt, bestmöglich zu behandeln. Rückgängig zu machen ist diese Veränderung der Leber nicht, und Medikamente, welche die vermehrte Bildung von Kollagen von vornherein hemmen sollen, erreichen noch keine befriedigende Wirkung.

Eine Fibrose kann nicht mehr vollständig behoben werden

Die Leber

Leberzirrhose – das Endstadium

Die Leberzirrhose ist das Endstadium verschiedener chronischer Lebererkrankungen, bei denen über Jahre hinweg funktionierende Leberzellen des sogenannten Parenchyms zugrunde gehen und durch funktionsuntüchtiges, knotiges Bindegewebe aus Kollagen ersetzt werden. Den Namen dieser Erkrankung hat der französische Arzt RENE LAENNEC (1781–1826) nach dem griechischen Wort »zirros« (= gelb) geprägt. Warum, das verdeutlicht die erste exakte Beschreibung einer derart erkrankten Leber, die von ihm stammt und die heute noch gültig ist:

Beschreibung einer an Zirrhose erkrankten Leber

»Die bis auf ein Drittel ihrer Originalgröße geschrumpfte Leber ist sozusagen versteckt in dem Gebiet, das sie normalerweise einnimmt. Die Oberfläche ist knotig und runzlig und zeigt eine gelb-graue Farbe. Sie scheint vollständig aus einer großen Menge kleiner runder oder ovaler Körner zu bestehen und variiert im Aussehen wie eine Hirsesaat von einer Hanfsaat. Die einzelnen Körner sind leicht zu unterscheiden, weisen aber keinen Zwischenraum auf, in dem irgendwelche Reste von normalem Lebergewebe zu entdecken sind. Die Farbe der Körner ist rehbraun oder gelblich-rotbraun bis grünlich. Das feuchte, undurchlässige Gewebe zeigt sich bei Berührung eher schlaff als geschmeidig. Preßt man die Körner zwischen den Fingern, so kann man nur eine kleine Menge zerdrücken. Der Rest fühlt sich an wie weiches Leder.«

Es gibt mehrere Gründe für die Entstehung einer Leberzirrhose

Die Leberzirrhose kann eine ganze Reihe von Ursachen haben. Mit Abstand am häufigsten sind der übermäßige Konsum von Alkohol (Alkoholzirrhose) sowie chronische Entzündungen der Leber (posthepatische Zirrhose) durch die Hepatitis-Viren B und C

Krankheiten

(mehr darüber ab Seite 83). Sie kann auch eine Folge sein von Entzündungen der Gallenkanälchen innerhalb der Leber (diese primäre biliäre Zirrhose tritt fast ausschließlich bei Frauen auf und ist eine sogenannte Autoimmunerkrankung) und von andauernden Behinderungen des Gallenabflusses aus der Leber (sekundäre biliäre Zirrhose), von Herzinsuffizienz, bei der sich das Blut ständig bis in die Leber zurückstaut, und von Stoffwechselstörungen wie Hämochromatose (siehe Seite 25), bei der die Leber mit Eisen überladen wird. Bei einem gewissen Anteil der Patienten jedoch läßt sich keine Ursache eindeutig nachweisen (idiopathische beziehungsweise kryptogenetische Zirrhose).

Leberzirrhose wird oft rein zufällig entdeckt

Der Verlauf der Leberzirrhose ist im wesentlichen stets der gleiche. Sie entwickelt sich schleichend über Jahre hinweg; ohne Schmerzen, denn die Leber »leidet stumm« (siehe Seite 25), und ohne Beschwerden, denn bei den großen biologischen Reserven des Organs genügt ein Rest von 15 Prozent gesunder Leberzellen, um alle Funktionen voll erfüllen zu können. Deshalb wird die Zirrhose in den meisten Fällen eher zufällig bei einer anderen Untersuchung entdeckt, und dann ist es oftmals schon zu spät, um bestmöglich ihr Fortschreiten hemmen und ihre Folgeerscheinungen behandeln zu können.

Auch bei einer Zirrhose treten zunächst keine Beschwerden auf

Eine frühzeitige Erkennung ist nur dann möglich, wenn der Betroffene die Warnzeichen kennt und bei deren Auftreten zum Arzt geht: bei allgemeiner Abgeschlagenheit und Müdigkeit ohne ersichtlichen Grund, beim Nachlassen der körperlichen und geistigen Leistungsfähigkeit, bei unbestimmten Ober-

Die Leber

bauchbeschwerden, Appetitlosigkeit, Verdauungsstörungen, beim Auftreten von Schwellungen (Ödemen) an den Knöcheln sowie von Blut nach dem Schneuzen im Taschentuch (Schneuzphänomen). Charakteristisch für eine Zirrhose sind die sogenannten Leberhautzeichen, die in etwa 80 Prozent der Fälle auftreten. Denn kein anderes Organ bedingt derart viele sichtbare Veränderungen an Haut und Schleimhaut wie eine chronisch kranke Leber.

Das deutet auf eine chronisch kranke Leber hin

Lebersternchen, Geldscheinhaut, Weißnägel

- Lebersternchen (Spider naevi) mit einer kleinen Zentralarterie in der Mitte, von der mehrere kleine Gefäßreiser sternförmig ausgehen. Sie erscheinen hauptsächlich an Kopf, Hals, Brust, Armen und auch im Gesicht an den Druckstellen von der Brille.
- Geldscheinhaut, die so genannt wird, weil sie rauh und dünn und ähnlich gezeichnet ist wie das Papier einer Dollarnote. Sie tritt am häufigsten am Halsausschnitt, am Nacken, an den Streckseiten der Unterarme und auf dem Handrücken auf; wird dort die Haut abgehoben, bleibt sie lange so stehen.
- Weißnägel an Fingern und Zehen, die hellrosa bis silbrigweiß verfärbt sind und zahlreiche Rillen aufweisen; mit der Zeit verschwinden aus ihnen die Möndchen (Lunulae).

»Erdbeer-« und »Himbeerzunge«

- Glatte rote Zunge, die anfangs noch hochrot und feucht ist (»Erdbeerzunge«), bei fortschreitender Erkrankung dunkelrot und trockener werden kann (»Himbeerzunge«).
- Lacklippen, die knallrot und leicht glänzend sind wie von einem Lippenstift.
- Dupuytren-Kontraktur, bei der die fächerförmigen Sehnen in der Handfläche (Palmaraponeurose) ver-

härten und schrumpfen, so daß insbesondere der vierte und fünfte Finger ständig gebeugt sind.
- Palmarerythem der Hände, bei dem die Fingerspitzen sowie die Ballen unter dem kleinen Finger und unter dem Daumen auffällig fleckig gerötet sind. Besonders deutlich ist das zu sehen, wenn der Mensch aufgeregt ist, und morgens nach dem Aufstehen, wenn die Hände noch vom Schlafen her warm sind.

Palmarerythem der Hände

Vielfältige Folgen der Zirrhose

Weil die Leber an so vielen Vorgängen im Organismus wesentlich beteiligt ist, kann eine Zirrhose noch viele andere Folgen haben, die sich im weiteren Verlauf zeigen. Ist beispielsweise der Abbau der weiblichen Sexualhormone gestört, verbleiben im Körper des Mannes zuviele Östrogene; deshalb kann die Fähigkeit zum Geschlechtsverkehr (Potenz) ebenso nachlassen wie das Verlangen danach (Libido), die Brüste können sich deutlich vergrößern (Gynäkomastie) und die Haare auf dem Rumpf ausgehen (Bauchglatze). Ist die Blutgerinnung beeinträchtigt, kann das zu wiederholtem Nasen- oder Zahnfleischbluten führen; in der Haut können häufig blaue Flecken (Hämatome) erscheinen sowie Blutungen, die vor allem in den Achselfalten, über der Schulter, an den Unterschenkeln sichtbar sind. Ist die Verdauung in Mitleidenschaft gezogen, äußert sich das in Völlegefühl und Übelkeit, in Appetitmangel und Unverträglichkeit von Fett und bestimmten Lebensmitteln, in häufigem Abgang von Darmgasen (Flatulenz) und in deren Ansammlung im Darm bis hin zur »Blähsucht« (Meteorismus).

Nachlassen von Potenz und Libido

Appetitmangel, Völlegefühl, Müdigkeit

Je mehr die Leber schrumpft, desto weniger Enzyme aus ihren Zellen gelangen ins Blut, so daß zuvor krank-

Die Leber

haft erhöhte Werte sich sogar normalisieren können. Das ist jedoch kein Anzeichen für Gesundung, sondern – ganz im Gegenteil – für ein Fortschreiten der Erkrankung. Die Folgen von Funktionseinbußen der chronisch kranken Leber sind sehr schwerwiegend für den Betroffenen. Noch stärker gefährdet jedoch sind seine Gesundheit und sein Leben durch Auswirkungen der Zirrhose auf den Kreislauf und durch Komplikationen, die daraus entstehen können.

Je mehr die Leber schrumpft, desto mehr verengen sich die Blutgefäße in ihrem Inneren (intrahepatischer Block), desto geringer wird der Durchlaß für das Blut von der Pfortader her und desto größer wird der Widerstand, den es auf seinem Weg zum Herzen überwinden muß. Infolgedessen staut sich das Blut vor der Leber, der Blutdruck in der Pfortader erhöht sich (portale Hypertension), und das Blut sucht sich Umgehungswege (Kollateralen). Diese neuen Kreisläufe führen über die Milz, die dabei größer wird (Splenomegalie), über Venen in der Bauchwand, die dann hervortreten und als sogenanntes Medusenhaupt (Caput medusae) zu sehen sind, über Venen im Bauchraum, aus denen selten sogar Hämorrhoiden entstehen, und vor allem über Venen im unteren Drittel der Speiseröhre (Ösophagus), die sich zu geschlängelten Krampfadern (Varizen) erweitern.

Durch eine Schrumpfung der Leber verengt sich auch der Durchlaß für das Blut, das sich neue Kreisläufe über Milz, Venen in der Bauchwand beziehungsweise im Bauchraum oder in der Speiseröhre sucht

Gefahr durch Ösophagusvarizen

Diese Ösophagusvarizen sind besonders gefährlich. Ihre Wände sind oftmals sehr dünn und können deshalb leicht platzen, etwa durch einen plötzlichen Anstieg des Blutdrucks bei schwerem Heben, durch Verletzungen beim Hinunterschlucken von Nahrungsbestandteilen oder durch »peptische Andauung«, wenn

Magensäure in die Speiseröhre aufsteigt und deren Schleimhaut verletzt. Solch eine Ösophagusvarizenblutung bedeutet höchste Lebensgefahr. Weil unter hohem Druck viel Blut ausfließt, droht Tod durch Verbluten; etwa jeder dritte Betroffene stirbt bei der ersten Blutung aus den Krampfadern in der Speiseröhre.

Eine Blutung der Venen im unteren Drittel der Speiseröhre ist lebensbedrohlich

Erbrechen von Blut ist stets ein Alarmsignal und Anlaß zu raschem Handeln. Der Patient muß so schnell wie möglich von einem Arzt versorgt werden, um ein Versagen des Kreislaufs im Schock zu verhindern, und in einer Klinik behandelt werden, um die innere Blutung zum Stillstand zu bringen.

Zum Standard der Therapie dort gehört die Sklerosierung: Unter Sicht durch ein Endoskop wird ein flüssiger Gewebekleber (Histoacryl) injiziert, der die Wände der erweiterten Venen fest miteinander verbindet, dadurch ihren inneren Durchlaß verschließt und so die Blutung in 90 Prozent der Fälle zum Stillstand bringt. Ist der Notfall überstanden, wird diese Therapie weiter fortgesetzt, bis schließlich die Ösophagusvarize in einen Strang aus narbigem Bindegewebe umgewandelt ist und keine Blutungen aus ihr mehr zu befürchten sind. Übrigens: Das ist im Prinzip dieselbe Behandlungsmethode des Verödens, die bei Krampfadern in den Beinen praktiziert wird.

Die verletzte Ösophagusvarize kann man »veröden«

Weitere bedrohliche Komplikationen, die aus den Veränderungen bei einer Leberzirrhose entstehen können, sind vor allem eine Vergiftung des Gehirns (hepatische Enzephalopathie), die Bauchwassersucht (Aszites) und der Leberkrebs.

Vergiftung des Gehirns

Die hepatische Enzephalopathie entsteht, wenn ein Großteil des Blutes nicht mehr durch die Leber strömt

Die Leber

Giftstoffe aus dem Darm gelangen »ungefiltert« in den Kreislauf und damit auch ins Gehirn

und deshalb nicht mehr entgiftet wird, sondern über Umleitungen zum Herzen gelangt und auf diesen Wegen toxische Substanzen aus dem Darm in den Kreislauf einschleust. Sie können sich nun über den ganzen Körper ausbreiten und auch das Gehirn erreichen. Dabei handelt es sich vor allem um Ammoniak (siehe Seite 28), jedoch auch um andere Abbauprodukte, die bei der Verdauung anfallen. Sie sind Gifte für das Gehirn, das besonders empfindlich darauf reagiert; bei mindestens 60 Prozent aller Patienten mit einer Leberzirrhose sind deshalb die Funktionen des Zentralnervensystems beeinträchtigt.

Diese hepatische Enzephalopathie verläuft häufig unterschwellig (latent), so daß die Betroffenen kaum darunter leiden. Dennoch sind sie nicht mehr völlig »Herr ihrer Sinne«. Bereits in diesem Stadium kommt es bei ihnen zu Ausfallerscheinungen, die vor allem Konzentrationsfähigkeit, Auffassungsgabe, Reaktionsvermögen, Kurzzeitgedächtnis betreffen. Weil wiederholt kurzzeitige Bewußtseinslücken (Blackouts) auftreten können, sind die meisten von ihnen fahruntauglich und sollten sich nicht mehr ans Steuer setzen – trotzdem sind schätzungsweise 200 000 Patienten mit hepatischer Enzephalopathie auf Deutschlands Straßen unterwegs.

Bei dieser Vergiftung des Gehirns von der Leber her sind charakteristischerweise auch die feinen Bewegungen der Hände (Feinmotorik) gestört; deshalb läßt sie sich mit einem einfachen Test nachweisen: Wenn der Patient einen Satz oder seinen Namen schreibt, wird seine Schrift gegenüber früher »krakelig«, ganz »schief und krumm« sein.

Eine akute hepatische Enzephalitis kann über vier Stadien verlaufen und schlimmstenfalls mit dem Tod im Leberkoma enden. Das Stadium I ist gekennzeichnet durch eine verwaschene Sprache und zitternde Hände, durch eine Verlangsamung des Denkens und Handelns, durch Schlafstörungen und Depressionen. Im Stadium II wird der Betroffene zunehmend schläfrig und interesselos. Im Stadium III schläft er fast nur noch, seine Sprache ist schwer zu verstehen, und sein Atem riecht nach frischer Leber (Foetor hepaticus). Das Stadium IV ist das des Leberkomas; der Patient liegt in tiefer Bewußtlosigkeit, er reagiert kaum noch oder überhaupt nicht mehr auf äußere Reize. In diesem Stadium schwillt das Gehirn durch Einlagerung von Wasser (Hirnödem) bei den meisten Patienten an. Wird dadurch der sogenannte Hirnstamm eingeklemmt, fallen viele lebenserhaltende Funktionen aus, die von ihm gesteuert werden. Das ist die häufigste Todesursache im akuten Leberversagen – nur eine rechtzeitige, richtige Behandlung auf einer Intensivstation kann den Patienten davor bewahren.

Die vier Stadien einer akuten hepatischen Enzephalitis

Die Bauchwassersucht

Die Bauchwassersucht (Aszites) ist eine weitere Komplikation, die sich im fortgeschrittenen Stadium der Leberzirrhose ausbilden kann. Der Name bezeichnet »eine vermehrte Ansammlung von Flüssigkeit in der freien Bauchhöhle«. Wesentliche Ursachen dafür sind die Erhöhung des Blutdrucks in der Pfortader (siehe Seite 78) sowie die vermehrte Produktion von Lymphflüssigkeit in der geschrumpften Leber, die von deren Oberfläche nach unten abtropft. Ein erster Schritt dorthin ist, daß von der Leber zuwenig Eiweiß gebildet wird und deshalb mehr Flüssigkeit aus dem Gefäßsystem austritt. Deren Zusammensetzung ist bei einer Leberzirrhose eine andere als etwa

Die Bauchwassersucht ist ebenfalls Folge einer fortgeschrittenen Leberzirrhose

Die Leber

bei einem Aszites durch Infektionen oder Krebsgeschehen.

In der Bauchhöhle kann sich derart viel Flüssigkeit ansammeln (10 Liter und noch mehr), daß die inneren Organe regelrecht darin schwimmen und der Unterbauch monströs aufgetrieben ist. Beim Anstoßen des Bauches von der Seite her kann deutlich zu sehen sein, wie daraufhin eine Welle durch die Flüssigkeit verläuft. Diese kann sogar nach oben auf das Zwerchfell drücken und dadurch die Atmung sehr erschweren. Das ist zu verhindern durch Anwendung von entwässernden Medikamenten (Diuretika), die mehr Flüssigkeit über die Nieren ausscheiden lassen, oder mit einer Punktion der Bauchdecke, bei der die Flüssigkeit direkt nach außen abgeleitet wird.

Bei der Bauchwassersucht kann auch die Atmung erheblich beeinträchtigt sein

Zur Behandlung des Aszites gehören zusätzliche Maßnahmen, insbesondere eine Beschränkung der Zufuhr von Natrium (auf weniger als 3 Gramm Kochsalz pro Tag) und der Flüssigkeit (auf höchstens 1 $\frac{1}{2}$ Liter pro Tag) sowie Bettruhe (weil im Liegen der Abtransport der Flüssigkeit erleichtert ist).

Der Leberkrebs

Der Leberkrebs gewinnt im Zusammenhang mit der Leberzirrhose größte Bedeutung. Genauer gesagt, es geht dabei um das primäre Leberkarzinom, das in der Leber selbst entsteht; im Gegensatz zum sekundären Leberkarzinom, das sich hier als Tochtergeschwulst (Metastase) eines anderen Tumors, zumeist aus Brust, Lungen oder Dickdarm, ansiedelt.

Menschen mit Leberzirrhose erkranken vierzigmal häufiger an Leberkrebs

Die Leberzirrhose, egal ob Folge von Alkoholismus oder Hepatitis, ist der wichtigste Risikofaktor dafür; wer davon betroffen ist, der hat ein vierzigfach größeres Risiko, an Leberkrebs zu erkranken als jeder andere Mensch, belegen Untersuchungen in den USA. Patienten mit einer Leberzirrhose werden auch daraufhin untersucht, um diese zusätzliche Erkrankung rechtzeitig zu erkennen; ist die Geschwulst dann noch auf einen Leberlappen begrenzt, kann sie mit diesem entfernt werden.

In allen anderen Fällen ist eine echte Früherkennung kaum möglich, denn Leberkrebs verursacht anfangs keine erkennbaren Beschwerden. Wenn er bereits weiter fortgeschritten ist, treten unspezifische Symptome auf wie Gewichtsverlust, Schwächegefühl, Appetitlosigkeit. Diese können zwar auch von anderen, weniger bedrohlichen Erkrankungen herrühren, aber dennoch sollte man unbedingt zum Arzt gehen, damit dieser ihre Ursache abklären kann.

Bei Gewichtsverlust, Schwächegefühl, Appetitlosigkeit sofort zum Arzt gehen

Akute Hepatitis

Die akute Hepatitis ist eine Leberentzündung. Sie tritt in unterschiedlichen Formen auf, die nach den Viren benannt sind, von denen sie verursacht werden – und das ergibt ein ABCDE der Erkrankungen. Diese Hepatitiden haben zwar ihre Besonderheiten bei der Entstehung, aber große Gemeinsamkeiten im Krankheitsbild (das beschrieben wird, nachdem die einzelnen Erreger vorgestellt worden sind).

Hapatitis-A-Virus

Das Hepatitis-A-Virus wird am häufigsten auf fäkal-oralem Wege übertragen. Das bedeutet: Es wird von bereits infizierten Personen aus dem Darm ausgeschieden und gelangt über Zwischenstationen in den Körper anderer Menschen, vor allem mit verschmutztem Trinkwasser sowie mit verunreinigten Lebensmitteln und auch beim Baden in belasteten

Vorsicht vor verschmutztem Wasser und verunreinigten Lebensmitteln

Die Leber

Die Schutzimpfung verhindert den Ausbruch einer akuten Leberentzündung

Gewässern. Je schlechter die hygienischen Verhältnisse sind, desto größer ist das Risiko einer Ansteckung. Bei Ferien rund ums Mittelmeer infizieren sich dort drei bis sechs von jeweils 1000 Hotel-Touristen mit dem Hepatitis-A-Virus; von den Rucksack-Reisenden im gleichen Gebiet sind es etwa sechsmal mehr. Sie bringen den Erreger als ungeliebtes Souvenir mit nach Hause, so daß sich im Herbst und Winter in Deutschland die Fälle dieser akuten Leberentzündung häufen. Einen guten Schutz davor würde eine passive oder – noch besser – eine aktive Impfung (siehe Seite 60) bieten.

Von der Ansteckung bis zum Ausbruch der Hepatitis A vergehen zwei bis sechs Wochen. Während dieser Inkubationszeit werden Erreger mit dem Stuhlgang ausgeschieden; sobald die ersten Symptome aufgetreten sind, hört das auf. Die Hepatitis A heißt auch infektiöse Gelbsucht, obgleich nur etwa die Hälfte der Patienten einen Ikterus bekommt, der das Weiße in den Augen und die Haut gelblich verfärbt. Sie heilt in der Regel folgenlos aus. Wer sie einmal überstanden hat, der wird nie wieder daran erkranken, denn diese Leberentzündung hinterläßt in der Regel eine lebenslange Immunität.

Hepatitis-B-Virus

Die Ansteckung erfolgt über das Blut

Das Hepatitis-B-Virus kann den Menschen nur dann krank machen, wenn es in sein Blut eindringt. Dorthin gelangte es einst vor allem mit Transfusionen von verunreinigtem Blut beziehungsweise Blutbestandteilen und wurde deshalb Serumhepatitis genannt. Weil heute Blutspender strenger kontrolliert und Blutkonserven genauer untersucht werden können, ist dieses Risiko geringer geworden.

Krankheiten

Es gibt jedoch andere Übertragungswege, und zwar von der infizierten Mutter während der Schwangerschaft oder bei der Geburt auf ihr Kind, beim ungeschützten Geschlechtsverkehr (insbesondere mit Prostituierten und auch bei homosexuellen Kontakten), beim gemeinsamen Gebrauch von Kanülen durch Drogenabhängige, durch verletzte Hautstellen, selbst wenn diese noch so klein sind, sogar beim Küssen mit dem Speichel. Ärzte und Krankenschwestern, die häufig engen Kontakt mit Kranken haben, sind ebenso sehr von einer Infektion mit dem Hepatitis-B-Virus bedroht wie Patienten, die regelmäßig Blut oder Blutbestandteile übertragen bekommen. Das sind vor allem chronisch Nierenkranke, die mit der künstlichen Niere (Dialyse) behandelt werden, und Bluter (Hämophile), die Gerinnungsfaktoren erhalten. Sie alle sollten vorsorglich mit einer Schutzimpfung durch aktive Immunisierung dagegen geschützt werden (siehe Seite 60).

Die Inkubationszeit der Hepatitis B dauert sechs bis 25 Wochen; das ist meistens viel zu lang, um noch die Infektionsquelle feststellen zu können. Das eigentliche Problem sind ihre Folgen. Etwa jeder zehnte Patient bleibt Hepatitis-B-Träger, der mit den Viren andere Menschen anstecken kann, selbst wenn er völlig frei von Symptomen ist.

Solch eine chronische Hepatitis B (siehe Seite 89) fördert zudem das Entstehen von Leberzirrhose und Leberkrebs und kann darüber zum Tode führen.

Auch Personen, bei denen die Krankheit nicht zum Ausbruch kommt, können das Hepatitis-B-Virus an andere weitergeben

Hepatitis-C-Virus

Das Hepatitis-C-Virus ist der mit Abstand gefährlichste Erreger aus dieser Gruppe. In mindestens der Hälfte aller Fälle wird die von ihm verursachte Leberentzün-

Die Leber

dung chronisch, und sie endet auch häufiger als andere mit Leberzirrhose oder Leberkrebs. Der Erreger ist erst 1987 entdeckt worden, und alle seine Geheimnisse sind noch immer nicht enträtselt.

So wird zwar vermutet, daß das Hepatitis-C-Virus vor allem durch Transfusionen und andere Blut-zu-Blut-Kontakte übertragen wird. Es gibt aber begründete Hinweise auf andere, weitaus häufigere Möglichkeiten der Übertragung, etwa durch sogenannte Mikroverletzungen mit einer mehrmals gebrauchten Rasierklinge beim Friseur.

Glücklicherweise ist dieser Erreger nicht weit verbreitet: Bei ersten Untersuchungen in Deutschland wurden bei etwa drei von 1000 Menschen Antikörper gegen das Hepatitis-C-Virus als Beweis für eine überstandene Infektion nachgewiesen.

Das noch wenig erforschte Hepatitis-C-Virus kann über das Blut und durch kleinste Verletzungen übertragen werden

Hepatitis-D-Virus

Das Hepatitis-D-Virus ist ein defekter, unvollständiger Erreger, der sich allein nicht vermehren kann. Dazu benötigt er Hilfe, und zwar vom Hepatitis-B-Virus, so daß er stets gleichzeitig mit diesem auftritt. Das wird durch den Umstand erleichtert, daß beide Erreger dieselben Übertragungswege mit dem Blut haben. Ist das Delta-Hepatitis-Virus dabei, wirkt sich die Hepatitis B besonders heftig aus und nimmt noch häufiger einen chronischen Verlauf.

Hepatitis D tritt immer im Zusammenhang mit Hepatitis B auf

Hepatitis-E-Virus

Das Hepatitis-E-Virus ist mit dem Entdeckungsjahr 1989 das jüngste Mitglied dieser Gruppe von Erregern. Es ähnelt in vielem dem Hepatitis-A-Virus, wird wie dieses mit verunreinigtem Trinkwasser übertragen und löst in der Regel eine relativ leicht verlaufende Leberentzündung aus. Eine lebensgefährliche Ausnahme gibt es bei der Hepatitis E von schwangeren Frauen: Bis zu 20 Prozent der Erkrankten sterben in einem akuten Leberkoma. Das Hepatitis-E-Virus wurde bislang nur in sehr südlichen Ländern nachgewiesen, für Deutschland hat es offensichtlich wenig Bedeutung.

Hepatitis E: Gefahr in südlichen Ländern

Symptome für eine akute Hepatitis-Erkrankung

Trotz dieser verschiedenen Erreger ist das Krankheitsbild der von ihnen verursachten Leberentzündungen gleich beziehungsweise ähnlich. Typischerweise beginnt eine Virus-Hepatitis plötzlich mit einem allgemeinen Gefühl des Unwohlseins, das sich in Schwäche, Müdigkeit, Abgeschlagensein äußert, und mit Beschwerden, die den Magen-Darm-Trakt betreffen wie Appetitlosigkeit, Übelkeit bis hin zum Erbrechen, Widerwillen gegen Alkohol und Zigaretten, Bauchschmerzen – und auch Knochenschmerzen, was kaum bekannt ist und deshalb wenig bedacht wird. Bei jedem vierten Patienten könnte die Hepatitis anfangs mit einer Grippe verwechselt werden, weil sie wie diese mit Abgeschlagenheit, Kopf- und Gliederschmerzen sowie leichtem Fieber beginnt.

Diese Prodromalphase dauert mehrere Tage. Auf sie folgt die ikterische Phase, während der Gallenfarbstoffe (Bilirubin) aus zerstörten Leberzellen ins Blut übertreten. Es kann eine Gelbsucht (Ikterus) auftreten, die jedoch nicht einmal jedem zweiten Patienten durch Gelbfärbung der Bindehaut des Augapfels und der Haut anzusehen ist. Mit ihrem Beginn wird der Urin dunkler (»bierbraun«), weil nun auf diesem Wege augenfällig viel Bilirubin ausgeschieden wird, und der Stuhlgang wird heller (»lehmfarben«), weil jetzt viel weniger Gallenfarbstoffe in den Darm gelangen.

Nach einem allgemeinen Unwohlsein kann es zur Gelbsucht kommen

Die Leber

Gleichzeitig klingen die bisherigen Symptome ab, und der Patient fühlt sich wohler. Lediglich bei einer starken Gelbsucht kann er durch einen leichten bis mäßigen Juckreiz geplagt werden.

Diese manifeste Phase dauert bis zu vier Wochen an. Nach spätestens sechs Monaten kann die akute Hepatitis ausgeheilt und der Patient wieder ganz gesund sein. Eine spezifische Behandlung ist nicht möglich, weil es keine wirksamen Medikamente gegen die Hepatitis-Viren gibt; glücklicherweise heilt die Mehrzahl der Erkrankungen von selbst (spontan) aus.

Nach sechs Wochen kann eine akute Hepatitis wieder völlig abgeklungen sein

Grundsätzlich ist allen Patienten Alkohol strikt verboten. In sehr schweren Fällen sind eine »parenterale Ernährung« mit Infusionen bei Einschränkung von Eiweiß sowie Bettruhe nötig. In leichteren Fällen dürfen die Patienten im Rahmen einer leichten Vollkost alles essen, was ihnen schmeckt, und sie müssen nicht unbedingt im Bett bleiben. Die Genesung kann durch Vitamine, insbesondere des Vitamin-B-Komplexes, gefördert werden (siehe Seite 197). Sollten durch das Erbrechen in der Vorphase viele Elektrolyte verlorengegangen sein, müssen diese durch Zufuhr von Mineralstoffen ersetzt werden (siehe Seite 197).

Kein Alkohol, dafür leichte Vollkost und Vitamine

Soweit der typische Verlauf einer unkomplizierten Hepatitis, wie er am häufigsten ist. Es gibt jedoch Varianten davon in jeder Beziehung. Die Infektion kann »klinisch stumm« bleiben, so daß selbst der Betroffene kaum etwas davon verspürt, oder so leicht verlaufen, daß sie für eine Erkältung gehalten wird. Selten sind schwere und schwerste Verläufe wie etwa die fulminante Hepatitis bei einer Infektion mit dem Hepatitis-B-Virus oder bei Schäden durch Arzneimittel. Sie führt sehr rasch zu einem massiven Untergang von Leberzellen und zu einer Verkleinerung des Organs (akute gelbe Leberdystrophie). Sie kann innerhalb von Stunden zu einem Leberkoma und schlimmstenfalls über ein Versagen der Nierenfunktion zum Tod führen.

Chronische Hepatitis

Als chronische Hepatitis wird grundsätzlich jede Leberentzündung bezeichnet, bei der Beeinträchtigungen im Befinden des Patienten und Störungen in der Funktion des Organs länger als sechs Monate andauern. Entscheidend für diese Diagnose sind jedoch entsprechende Befunde einer histologischen Untersuchung von Leberzellen sowie Laborbefunde aus Blutproben. Sie liefern auch die Grundlagen, nach denen in der Praxis zwischen zwei Formen dieser Erkrankung unterschieden wird.

Gutartig, aber langwierig: Die anhaltende Hepatitis

Die chronisch-persistierende (anhaltende) Hepatitis gilt als gutartig (benigne). Sie ist tatsächlich das kleinere Übel, denn sie kann zwar viele Jahre lang andauern, heilt aber letztendlich doch häufig aus.

Die weitaus meisten Fälle treten infolge einer Hepatitis-B-Infektion auf und sind mit gleichartigen Beschwerden verbunden: leichte Ermüdbarkeit und dadurch verminderte Leistungsfähigkeit, Appetitlosigkeit, Unverträglichkeit von fetten Speisen. Manche Patienten verspüren allerdings nur unbestimmte Beschwerden im rechten Oberbauch.

Eine Behandlung ist im allgemeinen nicht nötig, wenngleich die Gabe von Vitamin C in jedem Fall ebenso nützlich ist wie die der Vitamine Nicotinamid und Folsäure; auch der Wirkstoff Echinacin aus der Heilpflanze Roter Sonnenhut (Echinacea purpurea),

Bei der anhaltenden Hepatitis ist in der Regel keine spezifische Behandlung erforderlich

Die Leber

der die körpereigene Immunabwehr stärkt, hat sich dabei bewährt. Mit dieser Krankheit läßt es sich leben, wenn bestimmte Verhaltensweisen eingehalten werden (siehe Seite 110). Dazu gehören das konsequente Meiden von Alkohol und das Einhalten einer laktovegetabilen Kost mit mehr Obst und Gemüse, Milch und Milchprodukten – was vielen Patienten nicht schwerfällt, weil sie ohnehin eine Abneigung gegen Fleisch verspüren.

Gefährlich: Die fortschreitende Hepatitis

Folgen einer fortschreitenden Hepatitis können Leberzirrhose und Leberkrebs sein

Die chronisch-aggressive (fortschreitende) Hepatitis ist eine schwerwiegende Erkrankung, die in eine Leberzirrhose (siehe Seite 74) übergehen und mit Leberkrebs (siehe Seite 82) enden kann.

Ihre Ursachen sind Infektionen mit den Hepatitis-B- oder Hepatitis-C-Viren, des weiteren Schädigungen durch Alkohol oder durch Arzneimittel (siehe Seite 52) sowie Störungen im Immunsystem, bei denen das körpereigene Gewebe der Leber als fremd verkannt und irrtümlich von Abwehrkräften angegriffen wird. Diese »Autoimmunerkrankung« tritt vor allem bei jungen Frauen auf. In einem Großteil der Fälle bleibt die Ursache jedoch unerkannt.

Zu den Symptomen gehören die gleichen Allgemeinbeschwerden wie bei der gutartigen Form dieser Erkrankung, die jedoch hierbei schwerwiegender in ihren Auswirkungen sind. Hinzu kommen können Hautausschlag, Muskel- und Gelenkschmerzen sowie die typischen Anzeichen eines chronischen Leberleidens, zum Beispiel die Lebersternchen (siehe Seite 76) in der Haut.

Werden durch die fortschreitende Entzündung immer mehr Zellen zerstört, läßt die Funktion des Organs

Krankheiten

immer mehr nach. Gelingt es nicht, diesen Prozeß zu hemmen, verschlechtert sich der Zustand des Patienten. Schlimmstenfalls kommt es zum Versagen der aktiven Leberzellen (Parenchymversagen) oder zu einer Leberzirrhose oder auch zu beidem. Bei einem derart schweren Verlauf hat die chronisch-aggressive Hepatitis eine schlechte Prognose: Der Patient überlebt die Diagnose nur um drei bis fünf Jahre – falls er nicht bestmöglich behandelt wird.

Einen neuen Ansatz in der Therapie bieten Interferone. Diese Eiweißstoffe werden von bestimmten Abwehrzellen im Rahmen der Immunantwort auf Infektionen mit Viren und einigen Bakterien gebildet. Sie aktivieren die körpereigenen Abwehrkräfte gegen die Erreger, und sie vermögen die Vermehrung von Viren zu hemmen – auch die der Hepatitis-B- und Hepatitis-C-Viren. Behandlungsversuche mit gentechnisch hergestelltem Interferon ergaben, daß auf diese Weise in etwa der Hälfte der Fälle von chronisch-aggressiver Hepatitis die Entzündung der Leber gänzlich gestoppt werden kann – was durch eine komplette Normalisierung der Leberwerte (Transaminasen) im Blut belegt werden konnte.

Heilungschancen durch Interferone

Allerdings verschlechterte sich der Zustand vieler Patienten wieder, sobald die Injektionen von Interferon abgesetzt wurden. Bei 10 bis 25 Prozent von ihnen jedoch blieb der gute Zustand erhalten, sie gelten damit als geheilt. Weitere Forschungsarbeiten folgen, in sie werden große Hoffnungen gesetzt.

Alkokol-Hepatitis

Die Alkohol-Hepatitis ist die Folge einer direkten toxischen (giftigen) Wirkung des Alkohols auf die Leber (siehe auch Seite 40). Sie tritt fast immer nach langjähri-

Gefährdet ist, wer über viele Jahre regelmäßig zuviel Alkohol trinkt

Die Leber

gem Mißbrauch von Alkohol auf, vergleichsweise selten nach wiederholten Alkoholexzessen schon binnen weniger Tage.

Sie kann so leicht verlaufen, daß sie keinerlei Beschwerden bereitet und nur durch Zufall entdeckt wird, jedoch auch derart dramatisch, daß sie zum Tod im Leberkoma führen kann. Ist die Alkohol-Hepatitis voll ausgeprägt, ist der Betroffene schwerkrank. Er leidet unter Übelkeit und Erbrechen, heftigen Bauchschmerzen, Fieber, schwerster Abgeschlagenheit, gänzlicher Appetitlosigkeit, unter Gelbsucht (Ikterus) mit gelbgefärbter Bindehaut der Augen beziehungsweise gelblicher Haut.

Symptome im akuten Stadium: Übelkeit, Erbrechen, Bauchschmerzen, Fieber, Appetitlosigkeit, Gelbsucht

Wichtigstes Mittel der Behandlung ist der völlige Verzicht auf Alkohol. Wer künftig abstinent lebt, der kann damit rechnen, wieder ganz gesund zu werden, indem diese Hepatitis ausheilt und Gewebeproben hinterher nur eine lokale Fibrose (siehe Seite 72) ergeben. Wer weiterhin Alkohol trinkt, der schadet seiner Gesundheit nur noch mehr: Die Alkohol-Hepatitis bleibt bestehen, und in jedem zweiten Fall entwickelt sich aus ihr innerhalb von drei Jahren eine Leberzirrhose (siehe Seite 74). Diese alkoholtoxische Zirrhose ist die gefährlichste von allen: Ohne befriedigende Behandlungsmöglichkeiten führt sie innerhalb weniger Jahre zum Tod, der zumeist durch Blutungen aus Krampfadern in der Speiseröhre (siehe Seite 78) eintritt.

Wer weiter trinkt, der riskiert auch, am sogenannten Zieve-Syndrom zu erkranken. Zu diesem Komplex von Krankheitszeichen gehören neben der alkoholtoxischen Leberschädigung eine hämolytische Anämie, bei der rote Blutkörperchen viel zu früh abgebaut werden, und eine Hyperlipoproteinämie, bei

Therapie

der zuviel Fette im Blutserum enthalten sind. Das beste Gegenmittel ist auch in diesen Fällen – völliger Verzicht auf Alkohol!

Therapie: Wie die kranke Leber am besten behandelt wird

Die Erfahrung, daß Erkrankungen der Leber zunehmend häufiger werden, machen auch wir im Schwarzwald Sanatorium Obertal. Es kommen mehr Patienten zu uns, bei denen das zentrale Organ des Stoffwechsels durch verschiedenste Ursachen geschädigt ist – durch Infektionen, ungesunde Lebensweise, Belastung mit Chemikalien, auch mit Medikamenten und sogar mit Vitaminen. Einige Beispiele ausgewählter Fälle sollen zeigen, wie solche Leberleiden verlaufen und wie sie mit den Mitteln und Methoden unserer Dreieck-Therapie (mehr darüber ab Seite 188) bestmöglich behandelt werden können.

Hilfe durch die Dreieck-Therapie

Akute Hepatitis: Souvenir aus der Ferne

Frau K. L., 23 Jahre, Sekretärin, hatte sich einen großen Wunsch erfüllt und einen Badeurlaub in Nordafrika verbracht. Das klare Wasser des Mittelmeers und die beständige Sonne am Strand hatten diese Tage zu einem rundum schönen Erlebnis werden lassen. Gut erholt und braungebrannt kam die junge Frau wieder nach Hause.

Knapp zwei Wochen war sie bereits wieder an ihrem Arbeitsplatz, als Beschwerden auftraten: Sie wurde von starker Müdigkeit geplagt und von einem ständigen Hautjucken gequält. Sie hatte zwar für alles eine Erklärung parat – die Müdigkeit sollte lediglich eine

Erste Symptome: Müdigkeit und Juckreiz

Die Leber

Folge der Umstellung auf den Alltag sein, und am Hautjucken, so meinte sie, wären Milben schuld, die sie irgendwo im Süden befallen hätten. Aber der Zustand besserte sich nicht, und schließlich ging sie doch zu einem Arzt.

Untrügliche Anzeichen: Leichte Gelbverfärbung von Augen und Haut

Ihm fiel sofort auf, was selbst die Patientin übersehen hatte: Das Weiße in ihren Augen war leicht gelb gefärbt und ebenso die Haut, was jedoch durch die Urlaubsbräune überdeckt wurde. Die weitere Untersuchung bestätigte den Verdacht: Frau K. L. war an einer akuten Hepatitis als Folge einer Infektion mit Hepatitis-A-Viren (mehr darüber auf Seite 83) erkrankt. Dabei war aus den geschädigten Leberzellen nicht nur der Gallenfarbstoff Bilirubin ausgetreten und hatte sowohl die Haut als auch die Bindehäute im Auge gelb verfärbt. Es waren auch Gallensäuren ins Blut gelangt, und diese hatten den Juckreiz in der Haut verursacht.

Die akute Behandlung der Patientin erfolgte in der Infektionsabteilung eines Kreiskrankenhauses. Im Anschluß daran kam Frau K. L. zu uns ins Schwarzwald Sanatorium Obertal. Sie fühlte sich noch geschwächt und nicht leistungsfähig; eine gezielte Nachbehandlung sollte ihre Leber stärken. Zu diesem Zweck verordneten wir vor allem die bewährten Immun-Therapien; zum einen mit den Immunseren (siehe Seite 190), deren Antikörper gezielt die Leberzellen und auch die der Bauchspeicheldrüse zur Regeneration anregten; zum anderen mit unserem Thymosand®, das mit seinen Thymus-Peptiden (siehe Seite 192) die Funktionen des Immunsystems normalisierte und harmonisierte.

Gesund durch Immun-Therapie und Thymosand®

Therapie

Dank dieser Unterstützung hat sich Frau K. L. vollends wieder erholt. Die abschließenden Untersuchungen bestätigten, daß ihre Leber wieder ganz gesund geworden ist.

Fettleber: Eine Kehrseite vom allzu guten Leben

Herr H. P., 45 Jahre, Hochbauingenieur, war in den vergangenen Jahren auf Baustellen in ganz Europa beschäftigt gewesen. An allen Orten hatte er es sich gut gehen lassen, reichlich gegessen und viel Alkohol getrunken. Zwangsläufig hatte er sich nicht nur ein beträchtliches Übergewicht zugelegt, es war auch zu einer Verfettung der Leber (mehr darüber ab Seite 69) gekommen. Und das hatte vielfältige Folgen für den gesamten Organismus, wie die genaue Untersuchung des Patienten bei seiner Aufnahme im Schwarzwald Sanatorium Obertal ergab.

Üppiges Essen und zuviel Alkohol führten zu Übergewicht und Leberverfettung

Die Leberfunktion war eindeutig gestört; das bewiesen auch die erhöhten Werte des Enzyms Gamma-GT (Gamma-Glutamyl-Transferase), die bei vielen Leberleiden auftreten, und des Enzyms GPT (Glutamat-Pyruvat-Transaminase), die ansteigen, wenn Leberzellen zugrunde gehen. Andere Enzymwerte wiesen darauf hin, daß die Bauchspeicheldrüse in Mitleidenschaft gezogen war.

Nicht genug damit. Der Blutdruck sowie die Blutfette waren stark erhöht, insbesondere die Triglyceride (auch Neutralfette genannt). Bedingt durch die gestörte Leber-Galle-Sekretion war es zu Verdauungsstörungen gekommen mit Völlegefühl und Blähungen. Es waren sogar derart viel Darmgase entstanden, daß sie das Zwerchfell nach oben gegen das Herz gedrückt und so das sogenannte Roemheld-Syndrom mit Herzbeschwerden verursacht hatten.

Anstieg von Blutdruck, Enzymwerten, Blutfetten sowie Verdauungsstörungen

Die Leber

Heilfasten statt Alkohol

Das Wohlbefinden und die Leistungsfähigkeit von Herrn H. P. waren durch die Verfettung der Leber und deren Folgen sehr beeinträchtigt, und wir sollten sie wiederherstellen. Zunächst einmal verordneten wir Alkoholkarenz und sehr vorsichtiges Heilfasten (siehe Seite 203). Um die geschädigten Organe in ihrer Funktion zu unterstützen, verabreichten wir Immun-Seren mit Antikörpern (siehe Seite 190), die gezielt auf Leber, Bauchspeicheldrüse, Herz gerichtet waren. Nach drei Wochen hatte der Patient so viel von seinem Übergewicht verloren, daß er sich wesentlich wohler fühlte.

> *Nach drei Wochen Heilfasten erfolgte die Umstellung auf eine kalorien- und cholesterinarme Diät*

Er wurde nun allmählich auf eine kalorien- und cholesterinarme Diät umgestellt. Von unserer Ernährungsberaterin wurde er genauestens darin unterwiesen, wie er sich künftig ernähren sollte, um seiner Leber nicht wieder zu schaden (siehe auch Seite 113). Zusätzlich wurde der Patient mit den vier Säulen unserer Vital-Plus-Therapie (siehe Seite 195) behandelt. Bedingt durch den Mißbrauch von Alkohol und durch die Verdauungsstörungen war es nämlich bei ihm zu einem Mangel an lebenswichtigen Vitaminen, Mineralstoffen und Spurenelementen gekommen, der auf diese Weise ausgeglichen wurde.

Diese Maßnahmen unserer Dreieck-Therapie hatten den gewünschten Erfolg. Als Herr H. P. uns verließ, waren seine Leberwerte wieder normal; der Blutdruck und die Blutfette waren deutlich niedriger als zuvor; es wurde auch wieder genügend Gallensäure abgesondert, so daß die Verdauung nicht länger gestört war – und es auch nicht wieder zu Blähungen bis hin zum Roemheld-Syndrom mit den Herzbeschwerden kam.

Therapie

Medikamente: Leberschaden als Nebenwirkung

Herr W. E., 42, Bankkaufmann, war nach einem heftigen grippalen Infekt an einer Trigeminusneuralgie erkrankt. Er litt unter sehr heftigen Schmerzen im Gesicht; ein kalter Luftzug oder eine sanfte Berührung genügten, um sie noch zu verstärken. Lange Zeit war er deswegen nicht arbeitsfähig. Erst als er mit dem Arzneistoff Carbamazepin (der auch gegen Epilepsie angewendet wird) behandelt wurde, besserte sich sein Zustand.

Die lange Leidenszeit hatte Herrn W. E. nervlich und körperlich sehr geschwächt. Außerdem fühlte er sich organisch krank. Schmerzhafte Verspannungen der Muskulatur quälten ihn; er ging ganz gebeugt. Wiederholt hatte er unter Erkältungen und Fieber zu leiden. Er verspürte gelegentlich Übelkeit und Druckschmerzen im Oberbauch. Seit kurzem bemerkte er immer wieder blaue Flecken in der Haut, deren Entstehen er sich nicht erklären konnte. Um sein Immunsystem gegen die Infekte zu stärken und um seinen Organismus insgesamt zu regenerieren, kam Herr W. E. zu uns ins Schwarzwald Sanatorium Obertal.

Auslöser war eine Trigeminusneuralgie, die mit Carbamazepin behandelt wurde

Laborwerte wie bei einer akuten Hepatitis

Bei der gründlichen körperlichen Untersuchung fielen nicht nur die blauen Hautflecken auf; die Leber war deutlich vergrößert, und der rechte Oberbauch war sehr empfindlich gegen Druck. Die laborchemischen Untersuchungen ergaben Werte wie bei einer akuten Hepatitis: erhöhte Werte von Bilirubin (Bilirubin ist der Gallenfarbstoff aus der Leber) sowie der Transaminasen GOT (Glutamat-Oxalazetat-Transaminase) und GPT (Glutamat-Pyruvat-Transaminase), die beim

Blaue Hautflecken, Vergrößerung der Leber, Druckempfindlichkeit im rechten Oberbauch

Die Leber

Untergang von Leberzellen ins Blut gelangen; erniedrigte Werte des wichtigen Serumeiweißes Albumin und der Gerinnungsfaktoren (siehe Seite 32).

Die Ursache dafür ergab sich aus der Krankengeschichte des Patienten: Das Carbamazepin, mit dem die Trigeminusneuralgie behandelt wurde, hatte zu einer medikamentösen Schädigung der Leber geführt. Dieses Geschehen ist glücklicherweise selten. Dabei kann es durch einige Medikamente zu hepatotoxischen Soforteffekten kommen, die zu sehr bedrohlichen Schäden führen können, oder zu Sensibilisierungsreaktionen, die erst nach Wochen oder Monaten der Einnahme des Präparats auftreten – wie es durch das Carbamazepin bei Herrn W. E. der Fall gewesen war.

Die Neuraltherapie ersetzte das bisherige, schädigende Medikament

Die Therapie war einfach: Das Medikament wurde abgesetzt, und die erneut auftretenden, wenngleich leichteren Nervenschmerzen wurden gezielt mit der Neuraltherapie (siehe Seite 200) behandelt. Dabei beließen wir es nicht. Die Behandlung wurde um andere erforderliche Maßnahmen erweitert, und zwar:

- Um die Gabe von Hepatorell® mit natürlichen Wirkstoffen aus der Heilpflanze Mariendistel, welche die Symptome der Erkrankung bessern und die Regeneration der Leber fördern.
- Um die Immun-Therapie mit Thymosand® (siehe Seite 192) zur Stärkung der Abwehrkräfte gegen die wiederholten Infekte.

Dazu kamen Immun- und Vital-Plus-Therapie

- Um die Vital-Plus-Therapie (siehe Seite 195), weil es bei dem Patienten zu einem Mangel an Vitaminen des B-Komplexes, von Biotin und Vitamin D sowie an Calcium gekommen war und diese Defizite gezielt ausgeglichen werden mußten.

- Um eine Ernährungstherapie mit ovo-lakto-vegetabiler Kost, die also im wesentlichen aus Gemüse, Milch und Milchprodukten bestand und auch Eier enthielt sowie Getreide und Obst; mit ausreichend Flüssigkeit und mit einem speziell zusammengestellten Leber-Tee (siehe auch Seite 216), von dem jeweils zwei Tassen nach dem Essen getrunken wurden.
- Um eine gezielte physikalische Therapie mit individueller Krankengymnastik des Patienten zum Aufbau der Rücken- und Bauchmuskulatur gegen die deutliche Fehlhaltung und mit Massage gegen die schmerzhaften Verspannungen im Nacken- und Schulterbereich – zumal er so bald wie möglich wieder an seinem Schreibtisch arbeiten wollte.

Die Umstellung auf ovo-lakto-vegetabile Kost sowie eine gezielte Krankengymnastik rundeten die Behandlung ab

Das Befinden besserte sich sichtlich

Bei diesem umfassenden Therapiekonzept ging es dem Patienten zusehends besser. Auch seine Abneigung gegen Fett und Fleisch als ein Ausdruck der gestörten Leberfunktion verging; auf seiner Haut erschienen nicht mehr die blauen Flecke, die auf den Mangel an Gerinnungsfaktoren zurückzuführen waren. Als Herr W. E. das Schwarzwald Sanatorium Obertal verließ, waren seine Leberwerte schon wesentlich besser; nach weiteren zwei Monaten teilte er uns mit, daß sie nun wieder ganz normal waren.

Zu diesem Erfolg der Behandlung hat gewiß auch das Verhalten des Patienten beigetragen: Um seine Leber zu schonen, hielt er sich weiterhin an die vollwertige Mischkost mit einem hohen Anteil an pflanzlichen Nahrungsmitteln, die unsere Ernährungsberaterin ihm empfohlen hatte, und er verzichtete mehr als ein halbes Jahr lang auf jeden Tropfen Alkohol.

Die Leber

Vitamin A: Zuviel des Guten

Frau V. N., 74 Jahre, Lehrerin im Ruhestand, war eigentlich nur zur Nachbehandlung ins Schwarzwald Sanatorium Obertal gekommen. Ihr war die Gallenblase entfernt worden, weil seit Jahren schon Gallensteine immer wieder entzündliche Reizungen ausgelöst hatten und sich die Wand der Gallenblase derb verdickt hatte.

Als wir Frau V. N. untersuchten, fiel uns auf, daß ihre Leber größer als normal war. Zunächst konnten wir uns diesen Befund nicht erklären, im ausführlichen Gespräch jedoch erfuhren wir den Grund dafür. Vor zwei Jahren etwa hatte das Sehvermögen der Patientin deutlich nachgelassen. Der Augenarzt hatte zwar keine Ursache dafür feststellen können, ihr aber eine Augensalbe mit Vitamin A verordnet – weil das die Sehkraft stärkt, wie er erklärte.

> *Vitamin A ist gut für die Augen, kann aber der Leber schaden*

Seit dieser Zeit war Frau V. N. sehr bedacht darauf, stets genügend Vitamin A zu erhalten, und versorgte sich zusätzlich bei Tisch damit: Sie aß regelmäßig Hähnchenleber, die sie relativ billig aus der Tiefkühltruhe kaufte und die sie für gesünder hielt als Fleisch. Ihr Sehvermögen besserte sich allerdings nicht, ihr Gesundheitszustand insgesamt verschlechterte sich. Die alte Dame fühlte sich schwach und müde, sie hatte spröde Fingernägel und etwas Haarausfall, auch Osteoporose, wie sie meinte, weil die Knochen öfter schmerzten.

Diese Angaben waren für uns wichtige Fingerzeige zur richtigen Diagnose: A-Hypervitaminose, also zuviel Vitamin A; es hatte sich in der Leber angesammelt, und auch das Blutplasma enthielt zuviel von diesem Vitamin, wie eine Untersuchung im Labor ergab. Die Ursache dafür war der regelmäßige Verzehr von Hähnchenleber gewesen, denn dem Tierfutter wird häufig viel zuviel Vitamin A beigemengt. So fanden sich in Hähnchenleber mit 100 Gramm Frischgewicht bis zu 28 Milligramm Vitamin A – mehr als zehnmal soviel wie ein Mensch pro Tag benötigt. Das Bundesgesundheitsamt warnt deshalb grundsätzlich davor, Leber mehr als einmal in der Woche zu essen; Schwangeren wird gänzlich vom Verzehr abgeraten, weil ein Zuviel an Vitamin A zu Fehlbildungen beim ungeborenen Kind führen kann.

100 Gramm Hähnchenleber können bis zu 28 Milligramm Vitamin A enthalten – zehnmal soviel wie der menschliche Körper täglich benötigt

Hähnchenleber wurde vom Speiseplan gestrichen

Unsere Therapie richtete sich gegen die Ursache, indem die Ernährung umgestellt wurde. Statt Hähnchenleber gab es anfangs eine leichte Vollkost, die allmählich in eine normale, ausgewogene Mischkost mit zunehmend größerem Anteil pflanzlicher Nahrungsmittel umgewandelt wurde. Sie enthielt auch genügend Milch und Milchprodukte für eine ausreichende Versorgung mit Calcium. Zusätzlich wurden alle wichtigen Vitamine, Mineralstoffe und Spurenelemente mit unserer Vital-Plus-Therapie (siehe Seite 195) zugeführt – natürlich ohne Vitamin A.

Den Erfolg verspürte Frau V. N. bereits nach zwei Wochen. Sie war nun nicht mehr müde, fühlte sich viel wohler und leistungsfähiger als zuvor, und sie hatte auch keine Schmerzen in den Knochen mehr. Bei der Abschlußuntersuchung zeigte das Ultraschallbild, daß die Leber zwar noch vergrößert war; die Untersuchungen im Labor aber ergaben bereits einen etwas erniedrigten Vitamin-A-Spiegel, wenngleich er noch höher als die Norm war. Frau V. N. versprach, sich künftig so gesund zu ernähren, wie sie es bei uns gelernt hatte – und mit der Zeit wird dabei das Zuviel an Vitamin A in der Leber abgebaut werden.

Die Leber

Chemikalien: Gift für die Leber

Herr M. T., 54 Jahre, Hoteldirektor, fühlte sich schwerkrank, als er zu uns ins Schwarzwald Sanatorium Obertal kam. Bei der Anamnese klagte er über Kribbeln in Fingern und Zehen, über Schmerzen in den Knochen, über Ekzeme der Haut und Atemnot. Laboruntersuchungen ergaben Eiweiß im Urin und vor allem sehr hohe Leberwerte. Im ausführlichen Gespräch fanden wir den gemeinsamen Nenner der verschiedenen Symptome.

Symptome: Kribbeln in Fingern und Zehen, Gliederschmerzen, Hautekzeme, Atemnot

Der Patient hatte sich in seinem Haus einen Partykeller eingebaut und dessen Wände mit Holz verkleidet; als Anstrich dafür benutzte er eine Schutzfarbe, die er seit Jahren aufbewahrt hatte und welche die – damals noch erlaubten – »halogenierten aromatischen Kohlenwasserstoffe« enthielt. Bei der Arbeit gelangten diese gesundheitsschädigenden Chemikalien mit der Atemluft in die Lungen und dort ins Blut, in dem sie sich anreicherten. Das führte zu einer schweren toxischen Leberzellschädigung; außerdem wurden das Immunsystem, das Knochenmark, die Haut, Nerven und Nieren geschädigt. Selbst die Verdauung war gestört: Weil nun nicht mehr genügend Gallensäuren in den enterohepatischen Kreislauf (siehe Seite 122) gelangten, konnten aus den Nahrungsmitteln nicht mehr ausreichend die fettlöslichen Vitamine A, D, E und K aufgenommen werden; es kam auch zu einem Mangel an den unentbehrlichen Mineralstoffen Calcium und Magnesium.

Zuwenig Gallensäuren bewirkten einen Vitamin- und Mineralstoffmangel

Ausschleusen der Schadstoffe und Versorgung mit Mikro-Nährstoffen

Zu Beginn der Behandlung erhielt der Patient zum Ausschleusen von Schadstoffen und zum Schutz der

Therapie

Leber Infusionen mit Mikro-Nährstoffen wie Vitamine, Mineralstoffe, Spurenelemente. Später wurden mit den vier Säulen der Vital-Plus-Therapie (siehe Seite 195) weitere wichtige Mikro-Nährstoffe zugeführt. Dieselben Wirkungen hatte auch die Gabe von Hepatorell® (siehe Seite 216), dessen natürliche Wirkstoffe aus der Mariendistel sowohl das Eindringen von Schadstoffen ins Innere der Leberzellen verhindern als auch durch Entgiftung den Körper von ihnen befreien. Ab der zweiten Woche kamen die Immun-Therapien hinzu; zuerst das Leberserum (siehe Seite 190), dessen Antikörper speziell die Leberzellen aktivieren; dann Thymosand® (siehe Seite 192) zur Regulierung der körpereigenen Abwehrkräfte. Zusätzliche Ozon-Sauerstoff-Eigenblutinfusionen (siehe Seite 198) bewirkten über eine verbesserte Durchblutung und eine vermehrte Versorgung mit Sauerstoff eine Normalisierung der Leberzellfunktionen.

Diese Kombination der Therapien zeitigte binnen drei Wochen gute Erfolge. Die Leberwerte besserten sich deutlich, und die Beschwerden vergingen eine nach der anderen. Übrigens: Herr M. T. hat seinen Partykeller umbauen lassen – mit einer neuen Holzwand mit unschädlicher Farbe.

> *Die Kombination von Vital-Plus- und Immun-Therapie sowie von Ozon-Sauerstoff-Eigenblut-Infusionen führte zum Heilungserfolg*

Zoonose: Bandwurm in der Leber

Frau M. P., 49 Jahre, Reiseleiterin, ist uns in guter Erinnerung – wegen ihrer seltenen Erkrankung und deren interessanter Vorgeschichte. Die Frau kam ins Schwarzwald Sanatorium Obertal, weil sie ständig müde und abgespannt war und unter heftigen Beschwerden im Oberbauch litt. Daß sie eine Gelbsucht hatte, nahm sie nicht sonderlich ernst, denn dieses Symptom trat bei ihr nicht zum ersten Mal auf.

Die Leber

Die Patientin war bereits im Alter von 25 Jahren wegen einer Gelbsucht in einem Krankenhaus sehr gründlich untersucht worden. Der Verdacht auf eine Hepatitis bestätigte sich damals nicht, statt dessen wurde eine andere Diagnose gestellt: Morbus Gilbert, auch Meulengracht-Krankheit oder Icterus juvenilis intermittens genannt. Dabei handelt es sich um eine angeborene Stoffwechselstörung des Bilirubins, bei der die Aufnahme des Gallenfarbstoffs in die Leberzellen gestört und die Aktivität des Enzyms Glukuronyltransferase vermindert ist; die Folge dessen ist eine Erhöhung des indirekten Bilirubins im Blut. Die Ärzte erklärten der jungen Frau, daß diese Störung an sich harmlos sei, häufiger auftreten werde, jedoch keine spezielle Behandlung erfordere.

Diese Gelbsucht wiederholte sich noch dreimal und verlief jedesmal ohne störende Symptome. Diesmal jedoch hatte die Patientin starke Beschwerden, und sie vermutete dahinter eine andere Ursache. Zu Recht, wie das überraschende Resultat der gründlichen Untersuchung bestätigte. Im Blutserum fand sich erwartungsgemäß kein Hinweis auf einen Morbus Gilbert. Die Ultraschalluntersuchungen der Leber zeigten, daß das Organ von großen Zysten durchsetzt war. Daraufhin wurden gezielte Blutuntersuchungen veranlaßt, die deutliche Hinweise auf eine Echinokokkose ergaben, auf eine Infektion mit dem Hundebandwurm Echinococcus granulosus; seine Larven hatten die mit Flüssigkeit gefüllten Hohlräume in der Leber gebildet. Unsere Diagnose lautete deshalb: Echinococcos cysticus granulosus, zu deren charakteristischen Symptomen auch Gelbsucht und Oberbauchbeschwerden gehören.

Die Echinokokkose ist eine sogenannte Zoonose, also eine Krankheit, die von Tieren auf den Menschen

Die Diagnose Morbus Gilbert war falsch

Statt dessen: Infektion mit dem Hundebandwurm Echinococcus granulosus

Therapie

übertragen wird. Wie es bei Frau M. P. dazu gekommen ist, konnte nie geklärt werden. Sie selbst und auch ihre Bekannten hatten keinen Hund; höchstwahrscheinlich ist sie bei ihrer Tätigkeit als Reiseleiterin irgendwo im Ausland mit den Eiern des Hundebandwurms infiziert worden.

Zunächst mußten die Leberzysten entfernt werden
Zur Behandlung überwiesen wir die Patientin in eine chirurgische Klinik, in der die großen Zysten durch eine Operation entfernt wurden. Zusätzlich wurde sie mit einem speziellen Arzneimittel (Anthelminthikum) mit dem Wirkstoff Benzimidazol gegen Bandwürmer behandelt.
Nach der chirurgischen Behandlung kam Frau M. P. zurück ins Schwarzwald Sanatorium Obertal. Sie fühlte sich durch die Operation geschwächt und wollte sich bei uns erholen. Die große Müdigkeit bestand weiterhin, zudem war sie sehr anfällig für Infektionen geworden.
Im ärztlichen Gespräch klagte die Patientin auch darüber, daß bei ihr wieder Hitzewallungen aufgetreten seien. Von diesen typischen Wechseljahrbeschwerden war sie bislang durch Einnahme von Östrogentabletten verschont geblieben. Der Wirkstoff Benzimidazol aus dem Wurmmittel jedoch verminderte durch eine sogenannte Interaktion die Wirksamkeit des Hormons, und deswegen war es erneut zu Hitzewallungen gekommen. Der Frau konnte geholfen werden, ohne die Östrogendosis erhöhen zu müssen: Wir empfahlen ihr die gleichzeitige Einnahme von Vitamin C, weil dadurch auf natürliche Weise die Wirksamkeit des Hormons verstärkt wird.

Vitamin C erhöht die Wirksamkeit von Östrogen und stärkt das Immunsystem

Die Leber

Das Vitamin C war auch von Nutzen für eine Stärkung des Immunsystems. In erster Linie jedoch wurde wegen der wiederholten Infektionen eine Immun-Therapie mit Thymosand® (siehe Seite 192) durchgeführt, die gezielt die körpereigenen Abwehrkräfte reguliert und darüber hinaus die allgemeinen Ordnungskräfte harmonisiert.

Laborchemische Untersuchungen ergaben Hinweise auf Ursachen anderer Beschwerden. So deutete eine typische Veränderung im Blutbild (makrozytäre hyperchrome Anämie) auf einen Mangel an Vitamin B_{12} und Folsäure hin; tatsächlich fand sich ein zu niedriger Folsäurespiegel im Blutserum. Dieser war durch eine Nebenwirkung der Östrogentherapie gegen die Wechseljahrbeschwerden zustande gekommen, so daß im Darm nicht mehr genügend Folsäure aus den Nahrungsmitteln aufgenommen werden konnte; die ständige Müdigkeit der Patientin war eine Folge davon.

Des weiteren stellten wir fest, daß aufgrund des Folsäuremangels auch die sogenannten Freßzellen (Phagozyten) des Immunsystems weniger aktiv waren, und das war ein weiterer Grund für die erhöhte Infektanfälligkeit von Frau M. P. Ihre Behandlung erfolgte nach den Grundsätzen unserer Vital-Plus-Therapie (siehe Seite 195), und zwar mit Injektionen von Novirell B®, mit denen die Vitamine B_1, B_6, B_{12} zugeführt wurden, sowie mit Folarell®, um den Mangel an Folsäure auszugleichen. Das gelang gut und rasch, und dementsprechend besserten sich die Beschwerden.

> *Die Östrogentherapie hatte den Folsäurespiegel im Blutserum abgesenkt*

Danach wurde die Leberfunktion wieder aufgebaut

Die Leber selbst wurde in ihrer natürlichen Regeneration nach der Zysten-Operation unterstützt; mit den speziellen Immunseren (siehe Seite 190) für Leber und auch Bauchspeicheldrüse, deren Antikörper die Aktivität dieser Organe anregen, sowie mit Hepatorell® (siehe Seite 216), das mit natürlichen Wirkstoffen aus der Mariendistel unter anderem erreicht, daß sich Leberzellen rascher teilen und das funktionsfähige Parenchymgewebe eher erneuert wird.

Bereits nach einer Woche hatte sich Frau M. P. so gut erholt, daß sie an den geführten Wanderungen in unsere landschaftlich schöne Umgebung teilnahm. Als sie nach drei Wochen das Schwarzwald Sanatorium Obertal verließ, fühlte sie sich wieder leistungsfähig, und sie war voller Zuversicht, ihre anstrengende Tätigkeit als Reiseleiterin wieder bewältigen zu können.

Mit natürlichen Wirkstoffen aus der Mariendistel kann der Leber geholfen werden

Daß ihr das gelang, bestätigte sich Monate später auf besondere Weise. Frau M. P. rief uns aus Kanada an, wo sie gerade mit einer Reisegruppe unterwegs war. Sie hatte dort in einer Zeitung gelesen, daß Bandwürmer sogar Zysten im Gehirn bilden und dadurch den Menschen töten können. Sie war nun in großer Sorge, daß auch sie von dieser Gefahr bedroht sei. Wir konnten unsere ehemalige Patientin beruhigen. Diese Meldung bezog sich auf den Fuchsbandwurm (Echinococcus multilocularis), der wesentlich schwerer zu behandeln und der weder durch Medikamente noch durch eine Operation sicher zu entfernen ist. Frau M. P. jedoch war mit dem Hundebandwurm (Echinococcus granulosus) infiziert gewesen – und davon sicher geheilt worden.

Eine Infektion mit dem Fuchsbandwurm ist weitaus gefährlicher als die mit dem Hundebandwurm

Stoffwechselstörung: Nicht nur zuviel Fett

Herr S. K., 53 Jahre, Oberregierungsrat, begleitete seine Mutter ins Schwarzwald Sanatorium Obertal. Sie hatte gerade eine Brustkrebs-Operation hinter sich

Die Leber

und wollte bei uns mit einer Immun-Therapie mit Thymosand® (siehe Seite 192) ihre Abwehrkräfte stärken sowie ihren gesamten Organismus regenerieren.
Diese Gelegenheit wollte Herr S. K. für seine eigene Gesundheit nutzen. Er war zwar »noch nie so richtig krank gewesen«, worauf er sehr stolz war, wollte sich aber bei uns »einmal kurz durchchecken« und dabei drei Dinge abklären lassen, die ihm doch zu denken gaben. Zum einen die Tatsache, daß er in jedem Winter mehrmals banale Infekte der oberen Atemwege hatte, wenngleich er deswegen keinen Tag am Arbeitsplatz fehlte. Zum anderen die Feststellung, daß an der Schulter und im Beckengürtel einige Hautstellen »eigenartig rauh« waren. Und drittens die Beobachtung, daß seit einiger Zeit nach opulenten Mahlzeiten ein unangenehmes Gefühl im Oberbauch zu verspüren war.
Ein kurzer Check-up wurde es nicht, wir unterzogen diesen Patienten wie jeden anderen einer gründlichen Untersuchung. Hinterher war er sehr dankbar dafür, denn es hatten sich bedeutsame Befunde ergeben.

Die Untersuchung ergab eine Fettleber und Gallensteine

Die Leber war vergrößert; es bestand eine Fettleber (siehe Seite 69), wie im Ultraschallbild deutlich zu sehen war. Zudem fanden sich Steine in der Gallenblase (mehr darüber ab Seite 147).

Endogene Hyperlipidämie – eine erblich bedingte Fettstoffwechselstörung

Die laborchemischen Kontrollen entdeckten eine endogene Hyperlipidämie, bei der vor allem zuviel Triglyceride (Neutralfette) im Blut enthalten waren. Diese Fettstoffwechselstörung ist erblich bedingt, ihre eigentlichen Ursachen jedoch sind nicht bekannt. Wer davon betroffen ist, hat ein erhöhtes Risiko, an

Die endogene Hyperlipidämie ist genetisch bedingt

Therapie

Arteriosklerose und deren Folgen wie Herzinfarkt, Schlaganfall, Durchblutungsstörungen der Gliedmaßen zu erkranken. Bei Herrn S. K. zeigte sich eine weitere Auswirkung: Seine »rauhe Haut« war in Wirklichkeit eine eruptive Xanthomatose, bei der Blutfette in Form von gelblichen Papeln im Bindegewebe eingelagert werden.

Dieser Befund überraschte unseren Patienten sehr. Er hatte sich nämlich ganz bewußt gesund ernährt, und zwar mit einer ovo-lakto-vegetabilen Kost, die reichlich pflanzliche Lebensmittel, fettarme Milch und Milchprodukte, nur zwei bis drei Eier pro Woche enthielt und damit wenig Fette. Er hatte nicht gewußt, daß selbst solch eine gesunde Ernährung in seinem Fall nicht genügt, erhöhte Blutfette ausreichend zu senken. Weil der Patient strikt »Chemie in jeder Form« ablehnte, also auch künstlich hergestellte Arzneistoffe, versuchten wir, ihm mit einer kombinierten natürlichen Therapie zu helfen. Das geschah vor allem mit dem Vitamin Nicotinamid. Es wirkt regulierend auf die Blutfette und fördert die Durchblutung; außerdem wird von ihm die Sekretion der Gallensäuren angeregt – was bei dem Gallensteinleiden dieses Patienten von weiterem Vorteil war. Auch die Ernährung wurde auf die Fettstoffwechselstörung abgestimmt – mit einer vollwertigen gemischten Kost, deren Mahlzeiten mit Haferkleieflocken angereichert wurden und zu denen an den Tagen ohne Fischmahlzeiten natürliche Fischöle mit den sogenannten Omega-3-Fettsäuren eingenommen wurden. Beide Maßnahmen wirkten unterstützend zur Senkung des erhöhten Blutfettspiegels.

Bei dieser Ernährung besserte sich auch der Zustand der Leber, zumal der Patient freiwillig gänzlich auf Alkohol verzichtete; das in ihr gespeicherte Fett wur-

Das Vitamin Nicotinamid ist gut für die Durchblutung und die Regulierung der Blutfette

Die Leber

de nach und nach abgebaut, so daß deswegen keine spezielle Behandlung erforderlich war. Zusätzlich erhielt er eine Immun-Therapie mit Thymosand®, dessen Thymus-Peptide die Abwehrkräfte des Immunsystems stärkten.

Den Erfolg dessen bestätigte uns Herr S. K. im nächsten Frühjahr mit einer Ansichtskarte aus seiner Heimatstadt: Er hatte den Winter ohne jede Erkältung ganz gesund überstanden.

Was Patienten selbst gegen Erkrankungen der Leber tun sollten

Sofort den Arzt aufsuchen und seine Anordnungen konsequent befolgen

Das ist die fundamentale Voraussetzung dafür, daß die Behandlung den gewünschten Erfolg hat und daß eine Verschlechterung des Zustandes beziehungsweise ein Rückfall in die Krankheit verhindert wird. Bei auffälligen Veränderungen unverzüglich zum Arzt gehen. Etwa wenn sich die Haut oder die Bindehaut der Augen wieder gelb verfärbt, wenn der Urin dunkler und der Stuhlgang heller wird, wenn erneut ein Juckreiz in der Haut auftritt, wenn es zu ungewöhnlichen Blutungen kommt, beispielsweise aus der Nase oder aus dem Zahnfleisch. Auch wenn Müdigkeit, Schwächegefühl, Lustlosigkeit wieder auftreten oder der Druck unter dem rechten Rippenbogen zunehmend stärker wird.

Genau auf Symptome achten

Alle Schadstoffe für die Leber strikt meiden

In erster Linie gilt das für den Alkohol. Er ist ohnehin ein starkes Gift für gesunde Leberzellen und viel gefährlicher noch für das erkrankte Organ. Wird dennoch Alkohol getrunken, wird die Leber zusätzlich

Hauptsächliches Übel ist der Alkohol

Therapie

geschädigt, so daß sie sich viel schwerer oder überhaupt nicht mehr regenerieren kann. Umgekehrt entlastet Abstinenz das Organ von der direkten Giftwirkung und von der zusätzlichen Entgiftungsarbeit, so daß sich die Leber besser wieder vollends erholen kann. Selbst wenn eine Erkrankung überstanden ist, verdient die Leber noch eine verlängerte Schonzeit. Deshalb sollte nach einer abgeheilten akuten Hepatitis (siehe Seite 83) ein ganzes Jahr lang auf Alkohol jeder Art verzichtet werden.

Schadstoffe für die Leber sind auch bestimmte Arzneimittel sowie Chemikalien in Haushalt, Freizeit, Beruf. Sie können ebenfalls den Verlauf von Erkrankungen verzögern oder sogar verschlimmern. Um dieses Risiko auszuschließen, sollte jeder Patient seinem Arzt alle von ihm angewendeten Arzneimittel – auch die rezeptfreien – zeigen. Dieser wird entscheiden, welche Präparate unbedenklich oder unverzichtbar sind und welche – zumindest für eine gewisse Zeit – abzusetzen sind.

Auch Arzneimittel und Chemikalien zählen zu den leberschädigenden Stoffen

Das gleiche gilt im Prinzip für so manche der häufig gebrauchten Reinigungsmittel in Küche oder Bad, für Farben und Lösungsmittel der Hobbyhandwerker, für Schädlingsbekämpfungs- und Pflanzenschutzmittel der Freizeitgärtner, erst recht für die vielen Chemikalien am Arbeitsplatz. Ihre Namen und Inhaltsstoffe sollten aufgeschrieben und dem Arzt vorgelegt werden, damit dieser die Substanzen erkennen kann, die zusätzlich die kranke Leber belasten – und die der Patient künftig so weit wie möglich meiden sollte.

Die Ernährung der Erkrankung anpassen

Eine einzige Leber-Diät für alle Erkrankungen der Leber gibt es nicht; Alkohol jedoch ist in allen Fällen

Die Leber

streng verboten. Schwer erkrankte Patienten werden in die Klinik eingewiesen und dort häufig parenteral mit Infusionen ernährt, die kein Eiweiß enthalten. Nach der Entlassung erhalten sie eine leichte Vollkost, bei der individuelle Unverträglichkeiten von bestimmten Nahrungsmitteln berücksichtigt werden. Die einst übliche Leber-Schonkost mit relativ viel Kohlenhydraten, wenig Eiweiß und noch weniger Fett sollte so nicht mehr verordnet werden. Sie nutzt nicht viel und schmeckt nicht gut, so daß sie ohnehin kaum eingehalten wird.

Die Ernährung sollte abwechslungsreich, ausreichend und vitaminreich sein

Heute gilt der Grundsatz, daß Leberkranke sich ausreichend, abwechslungsreich und vitaminreich ernähren sollten. Welche Kost im Einzelfall einzuhalten ist, wird zwar individuell vom Arzt festgelegt, sonst aber gelten folgende Grundsätze:

- Patienten mit einer akuten oder chronischen Hepatitis dürfen im Rahmen einer vollwertigen, kalorienangepaßten Mischkost alles essen, was ihnen bekommt. Zur Orientierung dient die Liste der Nahrungsmittel, die von Leberkranken im allgemeinen gut vertragen werden, am Ende dieses Abschnitts. Dennoch hat der Genuß seine Grenzen: Mehr als 30 bis 40 Kalorien (dem entsprechen 126 bis 168 Joule) pro Kilogramm Körpergewicht sollten es pro Tag nicht sein.

- Patienten mit einer Fettleber sollten generell weniger Kalorien verzehren, um das zumeist bestehende Übergewicht abzubauen, und im speziellen weniger Kohlenhydrate und Fette zu sich nehmen, weil ein Übermaß daran – neben Mißbrauch von Alkohol – die häufigste Ursache dieser Gesundheitsstörung ist. Empfohlen wird das Trinken von zwei bis drei Litern Mineralwasser pro Tag, um das

Therapie

Hungergefühl zu dämpfen und um die Ausscheidung von Schlackenstoffen zu fördern. Alkohol ist auch in diesem Fall strengstens verboten!
- Patienten mit einer kompensierten Leberzirrhose ohne Komplikationen dürfen ebenfalls essen, was ihnen bekommt. Droht jedoch eine hepatische Enzephalopathie (siehe Seite 79), muß die Zufuhr von Eiweiß eingeschränkt werden, und beim Aszites (siehe Seite 81) mit einer Bauchwassersucht muß die Kost arm an Salz sein.

Empfehlungen für die Ernährung
- Über den Tag verteilt fünf bis sechs kleinere Portionen essen; sie belasten die Leber nicht so sehr wie die üblichen drei großen Mahlzeiten. Kurz vor dem Schlafengehen noch einen Imbiß zu sich nehmen, zum Beispiel eine Scheibe Brot oder etwas Obst, weil sonst das Fasten während der Nacht den Stoffwechsel stärker belasten würde als bei einem gesunden Menschen.
- Kochen, Dünsten und Dämpfen machen Nahrungsmittel viel bekömmlicher als Braten oder Bräunen mit Fett.
- Eiweiß aus Milch und Käse sowie pflanzliches Eiweiß sind besser verträglich als solches aus Fleisch und Eiern.
- Mit Fett nicht zu großzügig sein; es wird allerdings benötigt, um den Energiebedarf zu decken. Margarine und pflanzliche Öle sind gut geeignet dafür, auch Butter in geringer Menge, weil sie gut verdaulich ist.
- Mit Kohlenhydraten eher zurückhaltend sein, zumal bei Leberleiden auch der Stoffwechsel der Glukose (siehe Seite 20) gestört sein kann. Deshalb

Öfter mal eine Kleinigkeit essen ist verträglicher als drei größere Hauptmahlzeiten

Sparsam mit Fett umgehen

Die Leber

nicht zuviele süße Sachen wie Zucker, Schokolade, Bonbons verzehren, weil ein Übermaß davon in Fett umgewandelt wird, das die Leber belastet.
- Reichlich Obst und Gemüse essen. Deren unverdauliche Faserstoffe entlasten die Leber, indem sie eine normale Darmtätigkeit fördern und eine Verstopfung verhindern sowie Giftstoffe mit sich hinaus aus dem Körper nehmen.
- Zusätzlich Vitamine, Mineralstoffe, Spurenelemente mit den rezeptfrei erhältlichen Präparaten aus dem Vital-Plus-Programm (siehe Seite 195) aufnehmen. Das ist erforderlich, weil der Bedarf daran mit der Ernährung allein nicht gedeckt werden kann und weil bei vielen Patienten ein ausgeprägtes Defizit daran besteht. Bei chronischen Lebererkrankungen mangelt es häufig an Kalium, Magnesium und Zink sowie an den fettlöslichen Vitaminen A, D, E, K. Patienten, die zuvor allzuviel Alkohol getrunken haben, fehlt es an den wasserlöslichen Vitaminen C und B_1, B_2, B_6, an Nikotinamid und Folsäure.
- Solche Nahrungsmittel bevorzugen, die leicht verdaulich und gut bekömmlich sind und deshalb von Leberkranken im allgemeinen gut vertragen werden.

Hier eine Auswahl davon:
- Milch mit 1,5 Prozent Fettgehalt und Buttermilch sowie Milchprodukte wie Joghurt, Quark bis zu 20 Prozent und Käse bis zu 30 Prozent Fett in der Trockenmasse, saure Sahne mit 10 Prozent Fett, Kondensmilch mit höchstens 7,5 Prozent Fettgehalt.
- Fettarmer Fisch wie Schellfisch, Rotbarsch, Seelachs, Kabeljau, Flunder, Seezunge, Forelle, Hecht, Schleie, auch Krabben und Hummer.

Das Vital-Plus-Programm versorgt die Leber mit zusätzlichen Vitaminen, Mineralstoffen und Spurenelementen

Therapie

- Mageres Fleisch von Rind, Schwein, Geflügel, Kaninchen, Wild; deutsches Corned beef, Innereien (jedoch höchstens einmal in der Woche).
- Diät-Margarine mit hohem Anteil an mehrfach ungesättigten Fettsäuren, Pflanzenöle aus Sonnenblumen, Maiskeimen, Weizenkeimen sowie Butter in geringen Mengen.
- Kartoffeln als Pellkartoffeln und Salzkartoffeln, in Form von Püree und Klößen.
- Eier, weich gekocht oder als lockeres Rührei, fettarm zubereitet. Salate aller Art, angemacht mit Zitronensaft.
- Gemüse wie Karotten, Kohlrabi, Spinat, Spargel, junge Erbsen, Rettich, Sellerie, Rosenkohl, Rote Beete, Kresse, Chicorée, Schwarzwurzeln, Sauerkraut, Tomaten ohne Haut.
- Obst wie Äpfel und Birnen (am besten geschält), Bananen, Orangen, Grapefruit, Mandarinen, Erdbeeren, Himbeeren, Heidelbeeren, Pfirsiche, Aprikosen; besser verträglich als rohes Obst sind vielfach Kompotte, Diät-Marmeladen, Gelees.
- Backwaren wie altbackenes Mischbrot und Weißbrot, Zwieback, Knäckebrot, Vollkornbrot, leichtes Gebäck mit wenig Fett, Kuchen aus fettarmen Rührteigen.
- Getreideerzeugnisse wie Hafer- und Weizenflocken, Weizenkeime, Kleie, Grieß, Teigwaren sowie Reis.
- Getränke wie nicht zu starker Bohnenkaffee (am besten aus einer magenschonenden Sorte) und schwarzer Tee (der zudem die sogenannten Flavonoide enthält, die unter anderem vor Arteriosklerose schützen sollen), Mineralwasser (möglichst ohne zusätzliche Kohlensäure), Obst- und Gemüsesäfte (nach Belieben verdünnt mit Mineralwasser), Kräutertee aus Kamille oder Pfefferminze.

Alle diese Nahrungsmittel sind für die Leber verträglich

Welche Getränke man bevorzugen sollte

Die Leber

Die körperliche Belastung der Erkrankung anpassen

Im akuten Stadium einer Leberentzündung ist zweifelsohne Schonung angebracht; starke körperliche Anstrengung könnte diesen Prozeß noch verschlimmern. In schweren Fällen gehören die Patienten in die Klinik. Bis der Arzt eintrifft, sollten sie Ruhe einhalten. Die meisten Patienten fühlen sich ohnehin geschwächt und bleiben freiwillig im Bett. Das tut auch deshalb gut, weil im Liegen die Leber stärker durchblutet wird.

Bessert sich die Erkrankung und damit auch das Allgemeinbefinden, besteht kein Anlaß mehr für Bettruhe. Im Gegenteil: Übermäßige Schonung verschlechtert dann die Leistungsfähigkeit des gesamten Organismus. Eine leichte sportliche Betätigung beim Wandern, Radfahren, Skilanglauf, Schwimmen ist während der Genesungszeit sogar wünschenswert; unter anderem deshalb, weil eine gut trainierte Muskulatur der Leber einen Teil ihrer Entgiftungsarbeit abnimmt (siehe auch Seite 67).

Welche Belastung jeweils dem Körper zumutbar ist, wird der Arzt ebenso festlegen wie den Zeitpunkt, ab dem wieder schwere Arbeit und Leistungssport möglich sind. Anders als nach akuten Erkrankungen kann bei chronischen Leberleiden eine ständige körperliche Schonung erforderlich sein. Auch darüber kann allein der Arzt entscheiden – und der Patient sollte sich daran halten.

Sportliche Bewegung trainiert die Muskeln, welche die Leber in ihrer Entgiftungsarbeit unterstützen

2   Die Galle

Die Galle ist Produkt sowie Bestandteil der Leber; da sie aber ein sehr wichtiges Organ darstellt, ist ihr ein eigenes Kapitel gewidmet. Ihre Funktionen im Zusammenhang mit dem Stoffwechsel werden einem leider oft erst dann bewußt, wenn sie »streikt«. Im folgenden erfahren Sie alles, was Sie über die Galle wissen sollten: wie sie aufgebaut ist und wie sie funktioniert, wie man sie gesund erhalten kann und was zu tun ist, wenn sie bereits Schaden genommen hat.

Zunächst einmal: Nehmen Sie sich eine Minute Zeit

Machen Sie vor dem Lesen diesen kleinen Test. Indem Sie die folgenden zehn Fragen beantworten, erfahren Sie mehr über sich selbst. Die aufgelisteten Fragen weisen auf die häufigen Risikofaktoren und auf charakteristische Warnzeichen für Störungen und Erkrankungen der Gallenblase und der Gallenwege hin.
1. Sind Sie eine Frau?
2. Sind Sie älter als 40 Jahre?

Die Galle

Dieser kleine Fragenkatalog kann bei der Früherkennung von Gallenleiden helfen

3. Haben Sie Kinder?
4. Nehmen Sie die Anti-Baby-Pille?
5. Hat es in Ihrer Familie bereits Fälle von Gallenleiden gegeben?
6. Essen Sie gern und reichlich und auch fett?
7. Wiegen Sie mehr als Ihr Normalgewicht?
8. Vertragen Sie bestimmte Speisen (wie Braten) und Getränke (zum Beispiel Bohnenkaffee) weniger gut als früher?
9. Verspüren Sie wiederholt ein Völlegefühl oder ein unbestimmtes Druckgefühl im Oberbauch?
10. Haben Sie mitunter Verdauungsstörungen wie Blähungen, Durchfall oder Verstopfung?

Für den Fall, daß Sie auf die Fragen 1 bis 5 mindestens zweimal und auf die von 6 bis 10 nur einmal mit »Ja« antworten müssen, sollten Sie sich möglichst bald von einem Arzt gründlich untersuchen lassen. Bei Ihnen könnte, muß jedoch nicht, eine Funktionsstörung oder eine Erkrankung der Galle bestehen. In diesem Fall weiß Ihr Arzt am besten, was zu tun ist, ob abgewartet werden kann oder ob behandelt werden muß.

Bau und Funktion: Die Galle, ein Wort für zwei Begriffe

Die Galle ist an sich untrennbar verbunden mit der Leber, denn sie ist ihr Produkt beziehungsweise ihr Bestandteil. Wegen ihrer großen Bedeutung für den Stoffwechsel und für die Gesundheit ist sie jedoch ein eigenes Kapitel wert. Wer gemeinhin »die Galle« sagt, der kann mit dem einen Wort zwei verschiedene Begriffe meinen: entweder die Gallenflüssigkeit oder die Gallenblase. Beide sollen hier erklärt werden.

Bau und Funktion

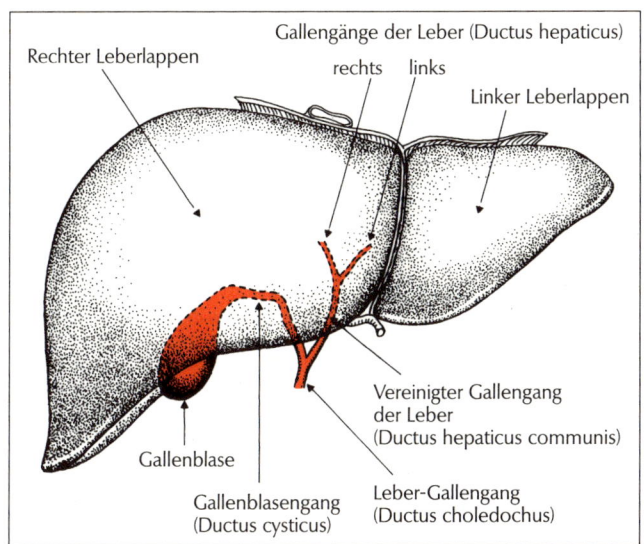

So fließt die Galle aus der Leber – durch das System der verschiedenen Gallengänge zum Teil direkt in den Dünndarm, zum Teil erst in die Gallenblase (die normalerweise mit der Unterseite des rechten Leberlappens verwachsen ist).

Die Gallenflüssigkeit

Die Gallenflüssigkeit ist ein Produkt der Leber, der größten Drüse im Körper des Menschen. Ihre wichtigsten Bestandteile sind die primären Gallensäuren Cholsäure und Chenodesoxycholsäure, die für die Verdauung von Fett unerläßlich und darüber hinaus noch nützlich sind. Sie werden aus Cholesterin aufgebaut, das von der Leber dafür bereitgestellt wird (siehe Seite 22); Cholesterin selbst ist auch in der Gallenflüssigkeit enthalten. Hinzu kommt der Farbstoff Bilirubin, der über die Galle ausgeschieden wird. Er ist ein Endprodukt vom Abbau der roten Blutkörperchen,

Die Gallenflüssigkeit wird von der Leber produziert

Die Galle

der im retikuloendothelialen System RES (siehe Seite 19) der Leber beginnt.

Mit der Gallenflüssigkeit werden weitere körpereigene Stoffe wie Hormone und Enzyme ausgeschieden sowie körperfremde Substanzen, etwa Arzneimittel, Schwermetalle und jodhaltige Kontrastmittel, mit denen die Gallenwege für spezielle Röntgenuntersuchungen (Cholangiographie beziehungsweise Cholezystographie) sichtbar gemacht werden. Die Gallenflüssigkeit ist somit auch ein Mittel für die Entgiftung durch Ausscheidung (Exkretion).

Von den Leberzellen wird ständig die gelbe, dünnflüssige Lebergalle hergestellt, durchschnittlich 0,8 Liter innerhalb von 24 Stunden, am Tag mehr als bei Nacht. Sie wird direkt an die winzig kleinen Gallenkapillaren (siehe Seite 16) abgegeben, die zwischen den Leberzellen verlaufen. Aus diesen Quellen erwächst ein System aus zunehmend größer werdenden Gallenwegen, das in den beiden Leberlappen zu den Gallengängen (Ductus hepatici) anwächst. Diese vereinigen sich in der Leberpforte zum Lebergang (Ductus hepaticus), in den von der Gallenblase her der Gallenblasengang (Ductus cysticus) mündet. Von nun an führt der weitere Gallenweg durch den Ductus choledochus über 6 bis 8 Zentimeter zum Zwölffingerdarm (Duodenum) und endet dort in einem papillenförmigen Vorsprung.

Der Gallenblasengang mündet in den Lebergang

In dieser Papilla Vateri (benannt nach dem deutschen Anatomen ABRAHAM VATER, 1684–1751) endet bei etwa 80 Prozent aller Menschen auch der Ausführungsgang der Bauchspeicheldrüse (siehe Seite 160). Sie ist mit einem kräftigen Schließmuskel (Sphincter oddi) gesichert, der zum einen verhindert, daß Bakterien und Darminhalt in das Gallengangsystem eindringen,

Bau und Funktion

und der zum anderen die Freigabe der Gallenflüssigkeit reguliert. Zu diesem Zweck öffnet er sich rhythmisch in Abständen, die immer kürzer werden und immer mehr »Galle« passieren lassen, sobald Speisebrei aus dem Magen in den Zwölffingerdarm gelangt.

Ist der Speisebrei im Zwölffingerdarm angelangt, wird er mit Gallenflüssigkeit vermischt

Die Gallenblase

Gallenflüssigkeit wird also ständig produziert, jedoch nicht ständig gebraucht. Höchstens ein Zehntel von ihr gelangt direkt in den Darm, der größte Teil wird zuvor in der Gallenblase (Vesica fellea oder V. biliaris) gesammelt und konzentriert; als Reservoir schafft sie eine Art Ausgleich zwischen Angebot und Nachfrage. Das Organ ist normalerweise mit der Unterseite des rechten Leberlappens verwachsen, 7 bis 10 Zentimeter lang und 3 bis 5 Zentimeter breit; es hat die Form einer Birne und ein Fassungsvermögen von 50 bis 60 Millilitern.

Die Gallenblase ist nicht nur ein Sammelorgan, sondern auch eine Bearbeitungsstätte für die Gallenflüssigkeit. Hier wird der Lebergalle vor allem Wasser entzogen, die dadurch zur wesentlich dickflüssigeren, mittel- bis dunkelgrün gefärbten Blasengalle wird. Diese enthält bei kleinerem Volumen in höherer Konzentration relativ große Mengen von den spezifischen Bestandteilen der Gallenflüssigkeit, insbesondere fünfmal mehr von den primären Gallensäuren.

In der Gallenblase wird aus Lebergalle durch Wasserentzug Blasengalle

Sobald fettreiche Nahrung aus dem Magen in den Dünndarm kommt, sondern Zellen in dessen Schleimhaut das Hormon Cholecystokinin ab. Es gelangt mit dem Blut zur Gallenblase, und diese reagiert prompt. Sie zieht ihre Wand aus glatter Muskulatur zusammen und preßt die Gallenflüssigkeit hinaus

Die Galle

in den Hauptgallengang. Insgesamt ergießt sich pro Tag bis zu 1 Liter Mischgalle aus Lebergalle und Blasengalle in den Dünndarm.

Funkton der primären Gallensäuren

Ihre wichtigsten Bestandteile sind die beiden primären Gallensäuren. Der Organismus verfügt über einen Gesamtbestand (Pool) von etwa 4 Gramm daran, und damit geht er äußerst sparsam um – Cholsäure und Chenodesoxycholsäure werden immer wieder verwendet. Der sogenannte enterohepatische Kreislauf macht dieses Recycling auf geradezu vorbildliche Weise möglich: Im unteren Teil des Dünndarms (Ileum) werden 90 Prozent der Gallensäuren aktiv von Schleimhautzellen wieder aufgenommen (resorbiert) und ins Blut abgegeben, mit dem sie über die Pfortader zurück in die Leber gelangen – wo dieser Kreislauf aufs neue beginnt. Das wiederholt sich sechs- bis achtmal am Tag, bei einer fettreichen Mahlzeit allein zwei- bis dreimal. Der große Vorteil dessen ist, daß nur 10 Prozent der Gallensäuren durch Ausscheidung verlorengehen und deshalb pro Tag ganze 0,4 Gramm neu gebildet werden müssen.

Es ist allerdings möglich, gezielt in den enterohepatischen Kreislauf einzugreifen. Unverdauliche Faserstoffe, auch »Ballaststoffe« genannt, und spezielle Arzneistoffe, etwa das Cholestyramin, können im Darm die Gallensäuren unlösbar an sich binden und sie mit sich hinaus aus dem Körper nehmen. Um diesen Verlust auszugleichen, sind die Leberzellen gezwungen, mehr von den Substanzen herzustellen; falls nötig, können sie bis zu zehnmal mehr Gallensäuren pro Tag produzieren. Als Rohstoff dafür entnehmen sie dem Blut mehr Cholesterin, woraufhin dessen sogenannter

> *Der enterohepatische Kreislauf – ein organisches Recyclingsystem*

Lipidspiegel sinkt. Dieses Prinzip wird zur Behandlung erhöhter Cholesterinwerte im Blut mit den »Lipidsenker« genannten Arzneimitteln genutzt.

Die primären Gallensäuren erfüllen an jeder Station in diesem Kreislauf besondere Funktionen. In der Gallenblase sorgen sie dafür, daß das Cholesterin in der Gallenflüssigkeit gelöst bleibt. Mangelt es an ihnen, fällt die Substanz aus, und es entstehen Gallensteine (siehe Seite 130). Dieser Prozeß kann für die Therapie und auch zur Vorbeugung von Gallensteinen zur medikamentösen Litholyse umgekehrt werden: Ursodesoxycholsäure und Chenodesoxycholsäure werden mit Kapseln eingenommen; sie gelangen in die Gallenblase und bewirken dort, daß wieder mehr Cholesterin gelöst wird – selbst aus bereits bestehenden Gallensteinen heraus. Auf diese Weise lassen sich über Monate hinweg mehr als die Hälfte der Gallensteine auflösen, vorausgesetzt, daß diese aus Cholesterin bestehen und nicht größer als 15 Millimeter sind und die Gallenblase noch funktionsfähig ist.

Die primären Gallensäuren bewirken, daß das Cholesterin in der Gallenflüssigkeit gelöst bleibt

Im Dünndarm machen die Gallensäuren die Fette aus der Nahrung durch Emulgierung überhaupt erst verdaubar: Sie bilden Mizellen, indem sie den Fetten ihre fettlösliche (lipophile) Seite zuwenden, während ihre wasserlösliche (hydrophile) Seite nach außen zeigt. Umgeben von dieser Hülle können die lebensnotwendigen Nährstoffe abgebaut und aufgenommen werden. Im Dünndarm haben die Gallensäuren noch zwei weitere Funktionen zu erfüllen. Sie verändern die fettlöslichen Vitamine K und A sowie die Carotine als Vorstufen von Vitamin A (siehe auch Seite 26) derart, daß auch diese resorbiert werden können. Sie regulieren zudem die Produktion von Cholesterin in den Schleimhautzellen: Je höher die Konzentration

Auch im Dünndarm machen sich die Gallensäuren nützlich

Die Galle

der Gallensäuren, desto weniger Cholesterin entsteht im Dünndarm.

Die sekundären Gallensäuren entstehen im Dickdarm

In den Dickdarm gelangt nur noch ein Bruchteil der primären Gallensäuren. Sie werden dort von Bakterien umgewandelt, und zwar in die sekundären Gallensäuren Desoxycholsäure und Litocholsäure. Auch diese werden im enterohepatischen Kreislauf weitestgehend von der Darmschleimhaut aufgenommen und mit dem Blut in die Leber transportiert. Wenige nur gehen dem Körper auf natürlichem Wege verloren, und selbst dabei machen sich die sekundären Gallensäuren noch nützlich. Sie halten Kochsalz und mit diesem mehr Wasser im Nahrungsbrei zurück, vergrößern dadurch die Füllung des Darms und regen seine Verdauungsbewegungen an. Ein Zuviel an Gallensäure bedeutet jedoch ein Risiko: Es erhöht die Gefahr, an Darmkrebs zu erkranken.

Etwas anders verläuft der Weg des Farbstoffs Bilirubin, der ebenfalls in der Gallenflüssigkeit enthalten ist. Zwischen 200 bis 300 Milligramm fallen pro Tag an, 80 Prozent davon werden über den Darm ausgeschieden. Vorher jedoch wird auch das Bilirubin von Bakterien im Darm umgewandelt. Es entstehen das Urobilin sowie das Sterkobilin, das letztendlich die braune Färbung des Stuhlgangs ausmacht.

Weil nur wenig Bilirubin aus dem Darm zurück in den enterohepatischen Kreislauf gelangt, enthält das Blutplasma bei einem gesunden Menschen höchstens 10 Milligramm pro Liter. Steigt dieser Gehalt auf mehr als 18 Milligramm pro Liter an, verfärben sich zunächst die weißen Bindehäute (Skleren) in den Augen gelb

> *Sekundäre Gallensäuren = Desoxycholsäure und Litocholsäure*

> *Gelangt zuviel Bilirubin ins Blut, kommt es zu einer Gelbverfärbung in den Augen und der Haut*

und später auch die Haut. Es kommt zur Gelbsucht (Ikterus). Häufigste Ursachen dafür sind Schädigungen der Leberzellen (siehe Seite 16) und Verlegung der Gallenwege durch einen Gallenstein (siehe Seite 130) oder durch einen Tumor (siehe Seite 140).

Vorbeugung: Was Sie mit Essen und Trinken für die Gesundheit Ihrer Galle tun können

Es ist recht einfach, dem Entstehen von Gallensteinen entgegenzuwirken, wenn man sich zwei Handlungen zur Gewohnheit macht. Die erste: Abends kurz vor dem Schlafengehen ein Glas Vollmilch trinken. Die zweite: Morgens unbedingt frühstücken, zumindest ein Vollmilch-Joghurt und ein Stück Knäckebrot essen.

Zwei einfache Maßnahmen, mit denen man Gallensteinen vorbeugen kann

Beide Maßnahmen haben dieselbe Wirkung: Sie reizen die Gallenblase, so daß sie sich zusammenzieht und entleert; zwangsläufig kann sich die Blasengalle in den folgenden Stunden nicht übermäßig eindicken, und deshalb werden sehr wahrscheinlich keine Kristalle ausfallen, aus denen Gallensteine heranwachsen (siehe auch Seite 130). Es muß allerdings Vollmilch mit ihrem relativ hohen Fettgehalt sein, was bei der Ernährung insgesamt zu berücksichtigen ist, denn Magermilch und Produkte daraus sind für die Gallenblase kein ebenso großer Reiz zur Entleerung.

Bei dieser simplen, wenngleich effektiven Vorbeugung sollten es vor allem die Menschen nicht belassen, die ein erhöhtes Risiko für ein Gallenleiden haben – weil es in ihrer Familie bereits aufgetreten ist oder weil sie selbst sogar schon davon betroffen gewesen sind oder einfach deshalb, weil sie Frauen

Die Galle

---

sind, die nun einmal eindeutig häufiger daran erkranken als Männer (siehe auch Seite 133). Für sie gibt es zusätzliche Möglichkeiten, aktiv etwas für eine gesunde Galle zu tun, und zwar bei Tisch.

Die Ernährung sollte im Prinzip dieselbe gemischte, vollwertige Kost mit angemessener Energiezufuhr sein, die auch zur Gesunderhaltung der Leber empfohlen wird (siehe Seite 46). Im Detail gibt es darüber hinaus noch einige Besonderheiten, die aus Erfahrung gut zur gezielten Vorbeugung von Gallenleiden sind.

Fette – wenig Cholesterin, viel ungesättigte Fettsäuren

Mit den Fetten möglichst wenig Cholesterin aufnehmen, jedoch reichlich mehrfach ungesättigte Fettsäuren! Wird viel Cholesterin verzehrt, kann es auch in der Gallenflüssigkeit zu einem Anstieg der Cholesterinwerte kommen bei einer gleichzeitigen Abnahme der Gallensäuren. Weil Cholesterin eine Fettbegleitsubstanz in tierischen Nahrungsmitteln ist, sollten weniger tierische Fette und auch weniger Fleisch verzehrt werden; insbesondere die Nahrungsmittel, die sehr viel Cholesterin enthalten, und das sind nicht nur Eier und Butter, sondern auch alle Innereien. Das Glas Vollmilch am Abend ist eine ausdrücklich empfohlene Ausnahme von dieser Regel.

Weniger Eier, Butter und Fleisch, vor allem weniger Innereien essen

Man muß deswegen nicht unbedingt zum Vegetarier werden (wenngleich diese eindeutig seltener Gallensteine bekommen als Fleischesser), man sollte sich jedoch in dieser Hinsicht begnügen: Zwei bis drei Fleischmahlzeiten und ein bis zwei Frühstückseier in der Woche sind genug. Dabei auch berücksichtigen, daß es »versteckte Eier« gibt, vor allem in Kuchen und ähnlichen Backwaren.

Vorbeugung

Das Gegenteil bewirkt ein erhöhter Anteil an einfach und mehrfach ungesättigten Fettsäuren in den Nahrungsmitteln: Sie lassen den relativen Gehalt der Gallensäuren in der Gallenflüssigkeit ansteigen und dadurch die Gefahr der Steinbildung absinken. Diesen Nutzen bieten insbesondere Maiskeimöl und Olivenöl. In diesem Zusammenhang kann eine Faustregel hilfreich sein: Je flüssiger ein Fett – auch bei Kälte – ist, desto mehr ungesättigte Fettsäuren enthält es. Grundsätzlich gilt für die Zusammensetzung einer gesunden Ernährung folgende Faustregel: $1/3$ gesättigte, $1/3$ einfach ungesättigte und $1/3$ mehrfach ungesättigte Fettsäuren.

Übrigens tut diese Änderung in der Ernährung doppelt gut. Sie schont nicht nur die Galle, sondern schützt auch das Herz, indem sie einer Arterien»verkalkung« entgegenwirkt. Zum gleichen Zweck sollte zusätzlich regelmäßig Vitamin E eingenommen werden (siehe auch Seite 22), etwa eine Kapsel Tocorell® alle zwei Tage (gibt es rezeptfrei in jeder Apotheke).

Die einfach und mehrfach ungesättigten Fettsäuren haben zur Folge, daß der Gehalt der Gallensäuren in der Gallenflüssigkeit ansteigt, was einer Steinbildung entgegenwirkt

Raffinierter Zucker – nur leere Kohlenhydrate

Raffinierten Zucker, der in Süßigkeiten, Konditoreiwaren und Limonaden reichlich enthalten ist, strikt meiden! Je mehr davon aufgenommen wird, desto größer ist das Risiko von Gallensteinen. Das betrifft insbesondere jüngere Menschen, und zwar unabhängig von Geschlecht und Gewicht. Diese Beobachtung aus der ärztlichen Praxis wird mit einem physiologischen Ablauf erklärt: Raffinierter Zucker läßt den Blutzuckerspiegel rasch und hoch ansteigen. Um ihn zu senken, setzt die Bauchspeicheldrüse mehr von ihrem Hormon Insulin frei. Das wiederum veranlaßt die Leber, mehr Cholesterin zu bilden und an die Gallenflüssig-

Raffinierter Zucker erhöht das Gallensteinrisiko

Die Galle

keit abzugeben, so daß aus ihr eher Kristalle ausfallen und Steine entstehen können.

Abgesehen davon führt raffinierter Zucker dem Körper nichts als leere Kohlenhydrate zu, die im Übermaß von der Leber in Fett umgewandelt werden (siehe Seite 49) und erheblich zu einem Übergewicht beitragen – und das ist ein zusätzlicher Risikofaktor für das Entstehen von Gallensteinen.

Ballaststoffe plus Trinken

Ballaststoffe = unverdauliche Faserstoffe aus pflanzlichen Lebensmitteln

Mehr unverdauliche Faserstoffe aus pflanzlichen Lebensmitteln aufnehmen! Mindestens 30 Gramm dieser sogenannten »Ballaststoffe« sollten es sein; tatsächlich nimmt der deutsche Normalverbraucher nicht viel mehr als ein Drittel dessen zu sich. Wie nützlich diese Zugabe zur Ernährung ist, haben spezielle Versuche mit gesunden Menschen bestätigt: Werden täglich 30 Gramm Ballaststoffe verzehrt, sinkt die Konzentration an Cholesterin in der Gallenflüssigkeit um 30 Prozent und dementsprechend die Gefahr, Gallensteine zu bekommen.

Der eigentliche Grund dafür ist, sehr wahrscheinlich, eine Veränderung im Darm: Weil Ballaststoffe die Passage des Nahrungsbreis beschleunigen, haben die Bakterien dort weniger Zeit, primäre in sekundäre Gallensäuren umzuwandeln (siehe Seite 124). Von der sekundären Desoxycholsäure ist bekannt, daß sie die Leber zwingt, mehr Cholesterin zu bilden; weniger Desoxycholsäure aus dem Darm bedeutet deshalb folgerichtig weniger Cholesterin in der Gallenflüssigkeit.

Nahrungsmittel mit viel Ballaststoffen

Unverdauliche Faserstoffe sind vor allem in Getreideprodukten enthalten. Knäckebrot beispielsweise enthält mehr als dreimal soviel von diesen Ballaststoffen wie Müsli. Bester Lieferant ist die Haferkleie, weitere gute Quellen sind Weizenkleie, Weizenflocken, Roggenvollkornbrot, Gerstengraupen, Mehrkornbrot, Weizengrieß, Roggenbrot.

Aber nicht vergessen: Wer mehr Ballaststoffe aufnimmt, der muß auch mehr trinken – zu jedem Eßlöffel Haferkleie wenigstens ein großes Glas Wasser und insgesamt 2 bis 2 $^{1}/_{2}$ Liter pro Tag in Form von Mineralwasser, Fruchtsäften, Kräutertees (was zudem den Gallenfluß fördert). Wird das versäumt, können die unverdaulichen Faserstoffe nicht richtig aufquellen und deshalb nicht bestmöglich wirken; es kann sogar durch einen zu trockenen Ballen zu einem Darmverschluß (Ileus) kommen.

Übergewicht abbauen

Nicht zuviel Energie aufnehmen, damit ein Übergewicht erst gar nicht entstehen kann (siehe Seite 47)! Diese Vorbeugung ist gerade hinsichtlich Gallensteinen zu empfehlen. Denn bei einem späteren »Abspecken« erhöht sich zumindest anfangs der Anteil von Cholesterin in der Gallenflüssigkeit und damit das Risiko, daß Gallensteine entstehen; bei längerem Fasten jedoch kann die Cholesterin-Konzentration in der Blasengalle geringer werden als zuvor. In jedem Fall ist zu beachten: Allmählich abnehmen und währenddessen mehr trinken, am besten bittersalzhaltige Mineralwässer, die den Gallenfluß anregen.

Um unerwünschte Auswirkungen der Gewichtsabnahme zu verhindern, sollte diese unter ärztlicher Überwachung geschehen, wie beim Heilfasten im Schwarzwald Sanatorium Obertal (mehr darüber auf Seite 203). Grundsätzlich ist die Gewichtsreduzierung wünschenswert, denn Übergewicht ist ein Risikofak-

Bei Fastenkuren erhöht sich anfangs der Cholesterinanteil in der Gallenflüssigkeit

Die Galle

---

tor an sich. Untersuchungen haben ergeben, daß bei den Menschen, die zuviel wiegen, mehr Cholesterin in der Gallenflüssigkeit enthalten ist und daß ihre Gallenblase sich nach Mahlzeiten deutlich langsamer und geringer zusammenzieht. Beide Faktoren begünstigen das Entstehen von Gallensteinen; beide verlieren an Bedeutung, sobald das Normalgewicht erreicht ist.

Krankheiten: Worunter die Galle am meisten leidet

In diesem Kapitel erfahren Sie das Wichtigste, was Sie über die häufigsten Erkrankungen der Galle wissen sollten – über ihre Ursachen, ihre Entstehung und ihren Verlauf. Dieses Wissen kann Ihnen eine große Hilfe dabei sein, die Galle gesund zu erhalten beziehungsweise mit einem Gallenleiden besser zu leben.

Bei den meisten Betroffenen verursachen Gallensteine keine Beschwerden

Wenn die Galle überläuft: Steine

Sie gehören zu den häufigsten Gesundheitsstörungen überhaupt: Jede fünfte Frau und jeder zehnte Mann im Alter über 40 Jahre haben Gallensteine. Glücklicherweise spüren die meisten Betroffenen nichts davon. Nicht einmal jeder zweite Gallensteinträger wird zum Gallensteinpatienten.

Wenn die Gallenflüssigkeit zuviel Cholesterin und zuwenig Gallensäuren enthält, bilden sich Steine

Entstehung von Gallensteinen

Gallensteine (Cholelithe) entstehen fast ausschließlich in der Gallenblase, sie bestehen überwiegend aus Cholesterin. Voraussetzung für diese Steinbildung (Cholelithiasis) ist ein Ungleichgewicht in der Gallenflüssigkeit. Sie enthält zuwenig Gallensäuren und zuviel Cholesterin.

Krankheiten

Eine Aufgabe der Gallensäuren ist es, das Cholesterin in Lösung zu halten (siehe Seite 119). Diese fettartige Substanz ist in Wasser kaum löslich, die Galle dagegen vermag zweimillionenmal mehr davon zu lösen. Das gelingt, indem die Gallensäuren zusammen mit Lecithin sogenannte Mizellen bilden, die wasserunlösliche Substanzen umschließen. Das ist im Prinzip derselbe Vorgang, mit dem sie im Darm die Aufnahme von Fetten aus den Nahrungsmitteln ermöglichen (siehe Seite 121).

Normalerweise sind in der Gallenflüssigkeit zwanzigmal mehr Gallensäuren als Cholesterin enthalten. Sinkt dieses Verhältnis unter 13:1, kommt es zu einer Übersättigung der Galle an Cholesterin. Es kann nicht mehr in Lösung gehalten werden, mikroskopisch kleine Kristalle fallen aus und bilden den Kern, aus dem immer größer werdende Gallensteine heranwachsen können. Dieses zugrunde liegende Mißverhältnis hat im wesentlichen drei Ursachen:

- Die Leber bildet mehr Cholesterin. Das geschieht am häufigsten, wenn bei Überernährung zuviel tierische Fette aufgenommen und wenn bei Abmagerungskuren gespeicherte Fette abgebaut werden. Weitere Gründe sind gewisse Störungen von Enzymen, wie sie mit dem Alter häufiger werden, und gesteigerte Aktivitäten der Leberzellen, die unter anderem von den Östrogen-Hormonen in der Anti-Baby-Pille ausgelöst werden.
- Die Leber bildet zuwenig Gallensäuren. Das kann den sogenannten Rückkoppelungsmechanismus stören, mit dem die Leber im enterohepatischen Kreislauf (siehe Seite 122) die Menge der zurückkommenden Gallensäure mißt und dementsprechend die eigene Produktion bestimmt – in diesem

Ursachen, auf Grund derer sich Gallensteine entwickeln können

Die Galle

Fall zu niedrig. Ein Grund dafür sind chronische Lebererkrankungen, häufiger noch kann ein »träger Darm« daran schuld sein, wie britische Mediziner kürzlich nachgewiesen haben. Weil der Nahrungsbrei länger im Dickdarm verbleibt, bilden die Bakterien dort mehr von der sekundären Gallensäure Desoxycholsäure (siehe Seite 124), und diese veranlaßt die Leber dazu, relativ weniger von den wichtigeren primären Gallensäuren zu bilden.

- Es gehen zu viele Gallensäuren verloren. Bei chronischen Darmentzündungen wie Morbus Crohn und nach Entfernung größerer Abschnitte des Dünndarms wegen Erkrankung werden bedeutend weniger Gallensäuren aus dem Darm wieder aufgenommen, so daß die Leber viel mehr davon neu bilden muß. Wird ihre diesbezügliche Kapazität überfordert, sinkt der Gehalt an Gallensäuren; es steigt der relative Cholesterinanteil, und mit ihm erhöht sich das Risiko, daß Gallensteine entstehen.

Diese Übersättigung der Gallenflüssigkeit ist zwar – wie bereits erklärt – die Voraussetzung, aber gewiß nicht der einzige Faktor für die Steinbildung. Schließlich bekommen nicht alle Menschen mit zuviel Cholesterin in der Galle auch Steine. Es müssen noch andere Umstände hinzukommen, die allerdings noch nicht vollends geklärt sind. Die kleinen Kristalle als Ursprung des großen Übels entstehen sehr wahrscheinlich rascher, wenn die Wand der Gallenblase mehr von den »Muzine« genannten Schleimstoffen absondert und wenn sich die Gallenblase nicht kräftig genug zusammenziehen kann, um die Gallenflüssigkeit in ihrem Innern ausreichend zu durchmischen.

Gesichert dagegen ist die Tatsache, daß viele Menschen ein größeres Risiko haben, Gallensteine zu

Nicht jeder, der zuviel Cholesterin in der Galle hat, bekommt zwangsläufig auch Steine

bekommen, als andere. Sie werden im Amerikanischen in einer Faustformel mit den »4 F« zusammengefaßt: Female, Fat, Fertil, Forty:

Die »4 F«

1. Female. Dies bedeutet, daß Frauen besonders anfällig für Gallensteine sind; im Durchschnitt sind von ihnen doppelt so viele betroffen wie von den Männern, im Alter unter 40 sogar fünfmal mehr. Dieses erhöhte Risiko ist eng gekoppelt mit den weiblichen Geschlechtshormonen, die den Anteil des Cholesterins in der Gallenflüssigkeit erhöhen. Wenn nach den Wechseljahren weniger Östrogene in den Eierstöcken der Frauen gebildet werden, wird auch diese Gefährdung ihrer Gesundheit geringer. Im vorgerückten Alter über 60 erkranken zwar zunehmend mehr Männer daran, aber es sind auch dann noch immer weniger als Frauen.

Frauen erkranken häufiger an Gallensteinen als Männer

2. Fat. Es besagt, daß Fett in doppelter Hinsicht ein Risikofaktor ist. Sowohl zuviel tierische Fette in der Ernährung als auch zuviel Körperfett bei Übergewicht bewirken, daß mehr Cholesterin über die Gallenflüssigkeit ausgeschieden und somit eine Übersättigung wahrscheinlicher wird. Ein Übergewicht von 20 Prozent verdoppelt das Risiko, Gallensteine zu bekommen, hat eine langjährige Untersuchung an vielen Menschen in der Stadt Framingham (US-Bundesstaat Massachusetts) ergeben.

3. Fertil. Das Wort weist darauf hin, daß »fruchtbare« Frauen, die mehrere Kinder geboren haben, häufiger Gallensteine haben als andere. Eine Schwangerschaft fördert nämlich deren Entstehen durch zwei Umstände. Zum einen durch eine Veränderung im Hormonhaushalt – weil mehr Östrogene im Blut vorhanden

Durch eine Schwangerschaft wird die Entstehung von Gallensteinen gefördert

Die Galle

---

sind, werden von der Leber weniger Gallensäuren produziert. Zum anderen durch die zunehmende Ausdehnung der Gebärmutter beim Wachstum des Embryos – infolgedessen bleibt für die Gallenblase nicht Platz genug, sich hinreichend auszudehnen und zusammenzuziehen und dadurch die Gallenflüssigkeit zu durchmischen.

Ab 40 erhöht sich das Gallensteinrisiko generell

4. Forty. Es steht für die Zahl 40 und damit für die Tatsache, daß Gallensteine mit zunehmendem Alter häufiger werden; fast jeder dritte Mensch über 60 ist davon betroffen. Dieser Trend ist vor allem auf Altersveränderungen der Leber zurückzuführen. Mit den Jahren produziert sie zunehmend weniger Gallensäuren und mehr Cholesterin.

Fünftes »F« – die Familie

Ein anderer Alterstrend wurde in Amerika bei systematischen Untersuchungen mit Ultraschall erkannt. Zunehmend mehr Kinder bekommen Gallensteine; der jüngste Patient war gerade acht Jahre alt. Die Konsequenz daraus: Bei Kindern, die häufig über Bauchschmerzen klagen, für die keine andere Ursache gefunden werden kann, sollte auch die Galle untersucht werden. Die Ursachen für das Steinleiden in jungen Jahren sind vor allem zuviel Fette in der Ernährung sowie zuviele Süßigkeiten und auch eine ererbte Veranlagung – womit die Familie als fünftes »F« hinzukommt.

Gallensteine treten in manchen Familien gehäuft auf.

Gallensteine können erblich bedingt sein

Daß diese Häufung nicht allein auf Lebensumstände zurückzuführen ist und daß Erbfaktoren zumindest mitbeteiligt sind, bestätigt unter anderem die Beobachtung, daß eingeheiratete Familienmitglieder nicht ebenfalls häufiger daran erkranken. Wer jedoch in solch eine »steinreiche Familie« hineingeboren worden ist, der hat ein erhöhtes Risiko – und der sollte unbedingt alle Möglichkeiten zur Vorbeugung wahrnehmen (siehe ab Seite 125).

Weitere Entstehungsfaktoren von Gallensteinen

Aus ärztlicher Erfahrung sind noch eine ganze Reihe weiterer Faktoren bekannt, die das Entstehen von Gallensteinen fördern, obgleich die Zusammenhänge nicht immer ganz geklärt sind. Ein Mangel an Vitamin C gehört ebenso dazu wie die Blutgruppe A, die Zuckerkrankheit (Diabetes mellitus) und auch bestimmte Blutkrankheiten, bei denen vermehrt rote Blutkörperchen abgebaut werden.

Von besonderer Bedeutung ist die Anti-Baby-Pille, die ja von gesunden Frauen eingenommen wird, sowie Hormonpräparate, die während der Wechseljahre (Klimakterium) angewendet werden. Sie enthalten Östrogene, und ein hoher Gehalt an diesen Hormonen bewirkt, daß von der Leber mehr Cholesterin in die Gallenflüssigkeit abgegeben wird. Daraus ergibt sich ein mindestens doppelt so großes Risiko, Gallensteine zu bekommen, und zwar vor allem für die Frauen, die ohnehin gefährdet sind – entweder durch eine ererbte Veranlagung oder durch andere Risikofaktoren. Wird die Pille abgesetzt, normalisiert sich der Cholesteringehalt der Gallenflüssigkeit binnen kurzer Zeit, und im selben Maße verringert sich die Gefahr, an Gallensteinen zu erkranken.

Auch die Anti-Baby-Pille sowie Hormonpräparate können Gallensteine begünstigen

Einteilung von Gallensteinen

Gallensteine ist ein Oberbegriff für Gebilde, die sehr verschiedenartig beschaffen sein können. Dementsprechend können sie auch nach verschiedenen Gesichtspunkten eingeteilt werden, und zwar:

Die Galle

> Hinsichtlich ihrer Zusammensetzung unterscheidet man Cholesterin-, Misch- und Pigmentsteine

1. Nach der Zusammensetzung. Fast alle Gallensteine haben einen Kern aus Cholesterin, an den sich auch andere Substanzen anlagern können. Reine Cholesterinsteine sind deshalb relativ selten, während Mischsteine die weitaus häufigsten sind. Bestehen sie zu mehr als 75 Prozent aus Cholesterin, dem Gallenfarbstoff Bilirubin (siehe Seite 119) und Calciumsalzen, werden sie »Cholesterin-Pigment-Kalk-Steine« (CPK) genannt. Diese entstehen vermehrt aus Kalksalzen des Bilirubins, wenn eine chronische Infektion der Gallenblase mit sogenannten Koli-Bakterien aus dem Darm besteht (siehe auch Seite 142). Pigmentsteine enthalten weniger als 30 Prozent Cholesterin, dementsprechend mehr Pigment und Kalk.

> Gallensteine können so klein sein wie Stecknadelköpfe, aber auch so groß, daß sie die ganze Gallenblase ausfüllen

2. Nach der Größe. Gallensteine können kleiner als Stecknadelköpfe und größer als Hühnereier sein; die meisten liegen mit ihren Dimensionen zwischen denen von Linsen und Kirschen. Die Größe ist abhängig von der Zusammensetzung. Am größten werden Mischsteine, die nahezu die ganze Gallenblase ausfüllen können.

Reine Cholesterinsteine wachsen zur Größe einer Kirsche heran. Pigmentsteine bleiben so klein wie Sandkörner, und der sogenannte Gallengrieß ist noch winziger. Die Größe wiederum begrenzt die Anzahl der Gallensteine. Je größer sie sind, desto weniger haben logischerweise in der Gallenblase Platz, während umgekehrt einige hundert kleine Steine in ihr keine Seltenheit sind.

Für eine wissenschaftliche Arbeit wurde die Anzahl der Steine bei Patienten ausgezählt und dabei festgestellt: Ein Drittel hatte nur einen einzigen Stein, das andere Drittel zwei bis fünf Steine und das letzte Drittel mehr als fünf Steine in der Gallenblase.

3. Nach der Form. Die Facettensteine sind die häufigsten. Weil stets mehrere von ihnen dicht bei dicht in der Gallenblase liegen, reiben sich ihre Seitenflächen aneinander glatt, so daß sie wie kleine Würfel oder Pyramiden aussehen. Ein großer Solitärstein ist von kugel- bis eiförmiger Gestalt und allein in der Gallenblase. Höchstens vier können es von den faß- bis würfelförmigen Tonnensteinen sein. Die Maulbeersteine heißen so, weil sie in ihrer rundlich-höckrigen Form den gleichnamigen Früchten ähneln.

Es gibt Facetten-, Solitär, Tonnen- und Maulbeersteine

4. Nach der Farbe. Reine Cholesterinsteine sind gelb, Pigmentsteine können braun oder schwarz sein, während Mischsteine verschiedene Farben haben.

5. Nach der Härte. Während Pigmentsteine so weich und bröckelig sind, daß sie zerdrückt werden können, sind stark kalkhaltige Steine viel härter. Übrigens: Nur diese kalkhaltigen Steine sind bei einer gewöhnlichen Röntgenaufnahme auf dem Bild zu sehen (direkter Steinnachweis); die anderen müssen mit Hilfe von Kontrastmitteln als Aussparungen sichtbar gemacht werden (indirekter Steinnachweis). Für eine erste Untersuchung auf kalkhaltige Gallensteine hin genügt heute die sogenannte Sonographie mit Hilfe von Ultraschall.

Folgen von Gallensteinen

Ein Gallenstein an sich ist noch längst keine Krankheit. Manche verschwinden sogar von selbst wieder, wie italienische Mediziner mit Hilfe von gänzlich ungefährlichen Ultraschall-Untersuchungen bei Frauen nachweisen konnten. Während der Schwangerschaft entstanden bei 2 Prozent von ihnen erstmals Gallensteine und bei weiteren 31 Prozent kleinster Gallengrieß. Fünf Monate nach der Entbindung war bei den

Die Galle

meisten Betroffenen kein Grieß mehr nachzuweisen, und nach weiteren fünf Monaten hatte sich sogar jeder dritte der in der Schwangerschaft entstandenen Gallensteine von selbst wieder aufgelöst.

Die Gallensteine, die aus den mikroskopisch kleinen Kristallen heranwachsen, werden mit jedem Jahr durchschnittlich um 2,6 Millimeter größer. Es vergehen im Mittel acht Jahre, bis ein Stein Beschwerden bereitet – falls überhaupt. Die meisten Gallensteine werden jedenfalls nicht durch gezielte Untersuchungen auf Symptome hin entdeckt, sondern eher zufällig, denn sie sind »stumm«, bereiten so gut wie keine Beschwerden.

Ob man bei stummen Gallensteinen auf jegliche Therapie verzichten sollte, weil sie ja doch keine Gefahr für die Gesundheit sind, oder ob man sie vorsichtshalber mit einer Operation entfernen sollte, weil sie später womöglich zu Komplikationen führen könnten und ein Eingriff im Alter belastender ist, war lange Zeit unter den Ärzten umstritten. Heute neigt man mehrheitlich dazu, stumme Gallensteine in Ruhe zu lassen. Darin bestärken die Erfahrungen an Patienten mit dieser Diagnose, die über lange Zeit hinweg beobachtet worden sind: Nur bei jedem fünfzigsten von ihnen kam es in den folgenden fünf Jahren zu Beschwerden, und je länger solch ein Stein stumm blieb, desto unwahrscheinlicher wurden Schmerzen und andere Symptome. Alles in allem wurden nur 30 Prozent der Gallensteinträger auch zu Gallensteinpatienten.

Dieses Leiden beginnt allmählich und banal. Anfangs sind nur ab und zu unklare Beschwerden zu verspüren wie ein Druck- und Völlegefühl im Oberbauch, ein leichtes Ziehen unter dem rechten Rippenbogen

Gallensteine wachsen jedes Jahr um 2,6 Millimeter und bereiten erst nach etwa acht Jahren Beschwerden

»Stumme« Gallensteine kann man vernachlässigen

oder in der Magengrube (Epigastrium), insbesondere nach fettreichen Mahlzeiten oder kalten Getränken. Später sind es Appetitlosigkeit, Unverträglichkeit bestimmter Speisen und Getränke, Blähungen, leichter Durchfall oder Verstopfung, die auf Gallensteine hinweisen, jedoch kaum ernstgenommen werden.

Die Gallensteinkolik

Plötzlich und unvermittelt kann es zur Gallensteinkolik kommen. Der häufigste und bekannteste Auslöser ist viel Fett im Essen, das über Hormone aus der Darmschleimhaut (siehe Seite 120) die Gallenblase aktiviert. Denselben Effekt können jedoch auch Ärger oder andere psychische Belastungen haben, bei denen buchstäblich »die Galle hochkommt«, wenn sie über das Nervensystem Fehlbewegungen der Gallenblase (Dyskinesien) auslösen. Zieht sich daraufhin die Gallenblase kräftig zusammen, kann sie einen kleineren Stein austreiben, der im Gallenblasengang (Ductus cysticus) steckenbleibt; weil die großen Steine dort nicht hineinpassen, können sie auch nicht derart gefährlich werden.

Sitzt ein Stein im Gallengang fest, löst er Muskelkrämpfe aus, mit denen er ausgetrieben werden soll. Das sind die Ursachen der charakteristischen, äußerst heftigen Schmerzen. Sie gehen vom Oberbauch aus, reichen hinauf bis ins rechte Schulterblatt und in den Rücken und können sich über den übrigen Bauchraum erstrecken. Sie erreichen innerhalb von $1/2$ Stunde ihren Höhepunkt, dauern meist einige Stunden lang an und klingen erst dann allmählich ab – falls nicht der Arzt vorher mit krampflösenden (spasmolytischen) und schmerzstillenden (analgetischen) Medikamenten helfend eingreift. Mitunter flauen die

Die Schmerzen können vom Bauchraum bis ins rechte Schulterblatt und in den Rücken reichen

Die Galle

Schmerzen zwischenzeitlich ab, um danach um so heftiger wieder einzusetzen.

Die Betroffenen sind schwerkrank. Sie wälzen sich vor Schmerzen hin und her. Sie leiden unter Übelkeit bis hin zum Erbrechen, unter Schweißausbrüchen und Schwindelgefühl. Ist eine Gallenkolik nach einigen Tagen endlich überstanden, bleibt eine bedrohliche Ungewißheit zurück: Sie kann ebenso plötzlich und schlimm immer wieder auftreten – nach Wochen, Monaten, Jahren.

Mögliche Folgeerkrankungen

Wird der Gallenstein aus den Gallengängen ausgetrieben, gelangt er in den Dünndarm. Selbst diese Spontanheilung kann ungünstigenfalls noch Schaden anrichten: Verlegt ein großer Gallenstein den Darm, kommt es dort zum Verschluß (Ileus). Andere Komplikationen, die von Gallensteinen ausgehen können, sind vor allem: Entzündungen der Gallenblase und der Gallenwege (mehr darüber ab Seite 141); eine Gelbsucht infolge von Verschluß-Ikterus, wenn ein Gallenstein einen Gallengang verschließt und die Gallenflüssigkeit aufstaut; eine Entzündung der Bauchspeicheldrüse (Pankreatitis), wenn der Gallenstein im gemeinsamen Ausführungsgang der Papille steckenbleibt (siehe Seite 169); und schließlich Gallenkrebs.

Gallensteine stellen ein vermehrtes Gallenkrebsrisiko dar

Dieser Zusammenhang ist eindeutig: Wer Gallensteine hat, der hat ein fünfzehn- bis zwanzigmal größeres Risiko, an Gallenkrebs zu erkranken; je größer die Steine sind, desto größer ist auch dieses Risiko. Ständige Reizung der Gallenblasenwand über Jahrzehnte hinweg, noch verstärkt durch wiederholte Entzündungen, führt zum Entstehen der bösartigen Geschwulst. Sie verrät sich nicht durch typische Symptome, so daß eine echte Früherkennung selten gelingt. Wer denkt denn schon beim anhaltenden dumpfen Druck im rechten Oberbauch gleich an so etwas Böses?

Beim Krebs der Gallengänge, der um ein Drittel weniger häufig ist, kann Gelbsucht ein Warnzeichen sein. Dieser Ikterus entsteht, wenn durch die Wucherung zunehmend der Durchlaß eingeengt und mehr Gallenflüssigkeit gestaut wird. Er wird langsam, aber stetig stärker und ist mit einem quälenden Juckreiz verbunden.

Was bleibt, ist diese Empfehlung: Wer Gallensteine hat, im vorgerückten Alter ist und irgendwelche Veränderungen feststellt, die möglicherweise damit zusammenhängen, der sollte sich bald und gründlich untersuchen lassen. Sehr wahrscheinlich wird die Diagnose eine Erleichterung sein, denn Gallenkrebs ist mit einem Anteil von weniger als 5 Prozent am gesamten Krebsgeschehen relativ selten.

Eine Vorsorgeuntersuchung schafft Klarheit

Wenn es zu Komplikationen kommt: Entzündungen der Gallenblase und der Gallenwege

Sie treten praktisch immer zusammen auf, die Entzündungen der Gallenblase (Cholezystitis) und der Gallenwege (Cholangitis). Sie haben nämlich in fast allen Fällen eine Voraussetzung gemeinsam: Die Entzündungen sind die häufigsten Komplikationen von Gallensteinen.

Entzündungen der Gallenblase und Gallenwege gehen Hand in Hand

Akute Entzündung der Gallenblase

Sie kann die Quittung für ein allzu üppiges, fettes Essen sein. Stunden nach dem Verzehr des Schweinebratens, der Weihnachtsgans oder der Torte mit Schlagsahne beginnen, zumeist mitten in der Nacht,

Die Galle

Schmerzen, Übelkeit, Erbrechen, Fieber; auch eine leichte Gelbsucht ist möglich

plötzlich heftige, kolikartige Schmerzen im rechten Oberbauch, die in die rechte Schulter und in den Rücken ausstrahlen können. Hinzu kommen Übelkeit bis zum Erbrechen und Fieber bis 40 Grad Celsius. Es kann eine leichte Gelbsucht (Ikterus) auftreten. Der rechte Oberbauch ist durch eine Abwehrspannung der Muskulatur sehr hart, und der Bereich um den rechten Rippenbogen reagiert äußerst empfindlich auf Berührungen. Bewegungen verstärken die Schmerzen noch, mitunter sogar schon durch das Auf und Ab des Zwerchfells beim Atmen.

Die Erkrankung beginnt in 95 Prozent aller Fälle damit, daß ein Gallenstein den Gallenblasengang (Ductus cysticus) für längere Zeit verschließt, so daß die Blasengalle nicht abfließen kann. Als eine Reaktion darauf kommt es zu einer Überdehnung der Wand der Gallenblase, zu wechselnder Minderdurchblutung und gestörter Lymphzirkulation. Im weiteren Verlauf verändern sich Bestandteile der Gallenflüssigkeit – vor allem das Lecithin, wahrscheinlich auch die Gallensäuren und das Cholesterin – und schädigen zusätzlich die Schleimhaut. Die Folge ist eine Entzündung der Gallenblasenwand (Cholezystitis).

Später erst können noch Bakterien hinzukommen, die in der Regel aus dem Dünndarm durch den Hauptgallengang (Ductus choledochus) aufsteigen. Diese bakterielle Infektion ist oftmals auf die Gallenblasenwand begrenzt, so daß die Gallenflüssigkeit selbst keimfrei bleibt. Es gibt allerdings Ausnahmen davon: Bei einer Abwehrschwäche des Immunsystems können die Bakterien allein solch eine Cholezystitis verursachen.

Nicht jeder Steinträger erkrankt an dieser Komplikation. Sie wird offensichtlich durch dispositionelle

Faktoren begünstigt, zum Beispiel durch ein Alter über 60 und durch Übergewicht, durch Arterien»verkalkung« und Zuckerkrankheit. Frauen sind ohnehin mehr als doppelt so häufig betroffen wie Männer. Nicht jede Entzündung der Gallenblase tritt »wie ein Blitz aus heiterem Himmel« auf. Viele der Betroffenen bemerken schon längere Zeit zuvor Unverträglichkeiten, so daß fette Speisen, Hülsenfrüchte, Bohnenkaffee oder Eier nicht mehr so gut vertragen werden wie früher. Dies sollten Warnzeichen und Anlaß dazu sein, jene Nahrungsmittel zu meiden.

Von einer Gallenblasenentzündung betroffen sind insbesondere ältere und übergewichtige Menschen sowie solche, die an Arteriosklerose oder Diabetes leiden

Verlauf und Therapie der akuten Gallenblasenentzündung

Der Verlauf einer akuten Entzündung der Gallenblase ist abhängig vom Allgemeinzustand des Patienten sowie von den Abwehrkräften seines Immunsystems und auch von der Therapie durch den Arzt. In der Mehrzahl der Fälle klingen die Beschwerden binnen drei, vier Tagen ab und vergehen nach etwa einer Woche ganz. Wer jedoch einmal daran erkrankt gewesen ist, der muß künftig mit Rückfällen rechnen. Bei jedem vierten Patienten etwa verzögert sich die Heilung oder es kommt zu gefährlichen Komplikationen. In der Gallenblase kann sich Eiter ansammeln (Empyem), und die Entzündung kann in die Bauchhöhle durchbrechen (Perforation). Beides sind Notfälle, bei deren Eintreten sofort ein Arzt zu rufen ist und die in der Klinik behandelt werden müssen. Denn bei einem Durchbruch in den Bauchraum besteht die Gefahr einer Bauchfellentzündung, und diese gallige Peritonitis führt häufig zum Tod.

Therapie der Wahl ist eine Operation, bei der die erkrankte Gallenblase entfernt wird (Cholezystekto-

Mögliche Komplikationen: Eiter in der Gallenblase, Durchbrechen der Entzündung in die Bauchhöhle

Die Galle

Schonender Eingriff durch die laparoskopische Cholezystektomie

mie). Statt des bislang üblichen Eingriffs mit dem großen Schritt durch die Bauchhaut wird zunehmend häufiger die laparoskopische Cholezystektomie angewendet: Durch kurze Einschnitte werden spezielle Mini-Instrumente in den Bauchraum eingeführt, und mit ihnen wird die kranke Gallenblase abgetrennt und herausgezogen. Der große Vorteil dieser Methode ist, daß die Patienten eher wieder beschwerdefrei sind, deshalb das Krankenhaus früher verlassen und bereits nach etwa zwei Wochen wieder zur Arbeit gehen können – ganz abgesehen davon, daß die Narben nach diesem Eingriff kaum zu sehen sind.

Chronische Entzündung der Gallenblase

Sie kann die Folge von wiederholten akuten Entzündungen sein; fast immer ist ein Gallenstein mitbeteiligt daran. Sie verläuft ganz anders, weniger dramatisch. Es treten unbestimmte Beschwerden auf wie Aufstoßen, Blähungen, Völlegefühl oder ein dumpfes Schmerzgefühl im rechten Oberbauch sowie Unverträglichkeiten, insbesondere von Fett, Kaffee und kalten Getränken. Viele der Betroffenen verspüren keinerlei Symptome, wenn sich ihre Gallenblase verändert. Wenn sich ihre Wand verdickt und zusammenzieht, wird sie zur Schrumpfgallenblase, die kleiner als eine Kirsche sein kann. Wenn sich Calcium in ihre Wand einlagert, wird sie zur Porzellangallenblase, deren Wand härter und heller ist.

Mögliche Folgen einer chronischen Gallenblasenentzündung: Entzündungen der Gallengänge und Leber, allgemeine Blutvergiftung, Erkrankungen anderer Organe

Harmlos ist eine chronische Cholezystitis jedoch nicht. Von ihr können Entzündungen auf die Gallengänge und die Leber übergreifen. Bakterien können in die Blutbahn einbrechen und eine allgemeine Blutvergiftung (Sepsis) verursachen, die zum Schock führen und schlimmstenfalls mit dem Tod enden kann. Die chronisch entzündete Gallenblase selbst kann zu einem Herd (Fokus) werden, der Folgekrankheiten in anderen, weiter entfernten Organen wie Herz und Nieren auslöst. In allen diesen Fällen ist die Entfernung des Organs eine ursächliche Therapie, die »das Übel an der Wurzel beseitigt«.

Akute Entzündung der Gallenwege

Diese wird zumeist durch zwei Faktoren verursacht, die sich ergänzen. Der erste ist ein Stein, der den Abfluß der Gallenflüssigkeit behindert. Der zweite besteht aus Bakterien, die daraufhin aus dem Dünndarm aufsteigen. Sie sind normalerweise sehr nützliche Bestandteile der sogenannten Darmflora; an der falschen Stelle jedoch können die Koli-Bakterien, Klebsiellen, Enterokokken beträchtlichen Schaden anrichten. Diese bakterielle Infektion ist der eigentliche Auslöser der Entzündung in den Gallenwegen. Verläuft die akute Cholangitis wie im Lehrbuch, hat sie drei typische Leitsymptome: Heftige, häufig kolikartige Schmerzen im rechten Oberbauch; Gelbsucht (Ikterus) mit Dunklerwerden des Urins und Hellerwerden des Stuhlgangs; Fieber für einige Tage und Schüttelfrost als Anzeichen dafür, daß Erreger in die Blutbahn übergetreten sind. Bei mehr als 70 Prozent der Patienten tritt tatsächlich diese »Charcot'sche Trias« auf; bei jeweils 20 Prozent fehlen Fieber beziehungsweise Gelbsucht. In jedem Fall handelt es sich um eine schwere, mitunter lebensbedrohende Erkrankung, bei deren Auftreten sofort ein Arzt zu rufen ist. Was diese Entzündung so gefährlich machen kann, sind Komplikationen. Eine eitrige Cholangitis kann zum Versagen des Kreislaufs im Schock und zu akutem Nierenversagen führen. Bei einem septischen

Symptome: Kolikartige Schmerzen im rechten Oberbauch, Gelbsucht, dunkler Urin, heller Stuhl, Fieber, Schüttelfrost

Die Galle

Verlauf, bei dem Bakterien aus der Gallenblase in den Blutkreislauf gelangen, können viele kleine und auch größere Eiterherde (Abszesse) entstehen, vor allem in der Leber.

Chronische Entzündung der Gallenwege

Symptome: Appetitlosigkeit, Gewichtsabnahme, allgemeine Abgeschlagenheit

Sie kann – ebenso wie die chronische Entzündung der Gallenblase – ganz ohne Symptome verlaufen oder uncharakteristische Beschwerden bereiten. Wenn für Appetitverlust und Gewichtsabnahme, für andauernde Müdigkeit und Abgeschlagenheit keine andere Ursache zu finden ist, sollte die Galle gründlich untersucht werden – eine chronische Cholangitis könnte dahinterstecken.

Ist das der Fall, sollte mit einer Operation die Ursache beseitigt werden, und das ist weitaus am häufigsten ein Stein im Hauptgallengang. Dieser Eingriff verhindert gleichzeitig Komplikationen, denn durch eine chronische Entzündung der Gallenwege kann die Leber in Mitleidenschaft gezogen werden, durch eitrige Abszesse und auch durch eine Zirrhose. In besonders gelagerten Fällen ist statt einer Operation die Auflösung von Gallensteinen (Litholyse) möglich, indem Gallensäuren regelmäßig in Kapselform eingenommen werden (siehe Seite 123).

Therapie: Wie die kranke Galle am besten behandelt wird

Was für die Leber gilt, das trifft auch auf die Galle als deren Anhängsel zu: Es erkranken zunehmend mehr Menschen daran, was wir aufgrund unserer Erfahrungen am Schwarzwald Sanatorium Obertal nur bestäti-

Therapie

---

gen können. Anhand von zwei Krankengeschichten wollen wir Beispiele dafür geben, wie Gallensteinleiden (Cholelithiasis) verlaufen können und wie sie von uns mit der Dreieck-Therapie (mehr darüber ab Seite 188) behandelt werden.

Steine in der Gallenblase: Folgen für den ganzen Organismus

Frau R. F., 56 Jahre, Hausfrau, wußte, daß sie Steine in der Gallenblase hatte. Das war bereits bei vorhergehenden Untersuchungen festgestellt worden, und das verspürte sie, wenn sie wieder einmal alle guten Ratschläge in den Wind schlug und mit Braten oder Torte allzuviel Fett verzehrte.

Nach fast jeder »Diät-Sünde« kam es zu einer Gallenkolik (siehe Seite 139) mit krampfartigen Schmerzen, die glücklicherweise nicht allzu stark waren. Weil zudem der Gallenfluß durch die Gallensteine behindert wurde, gelangten nicht genügend Gallensäuren in den Darm. Folge dessen waren ein unangenehmes Völlegefühl, eine vermehrte Bildung von Darmgasen, ein auffallend heller Stuhlgang.

Nach jedem zu üppigen Essen kam es zu einer Gallenkolik

Nicht wahrzunehmen waren – zumindest anfangs – weitere Auswirkungen. Weil nicht genügend Gallensäuren bereitstanden, konnten die Nahrungsmittel nicht ausreichend verwertet werden. Es wurden insbesondere zuwenig von den fettlöslichen Vitaminen A, D, E, K aufgenommen sowie aufgrund der einseitigen Ernährung auch von den wasserlöslichen B-Vitaminen. Das hatte Folgen für den gesamten Organismus. Durch den Mangel an B-Vitaminen war die Blutbildung gestört und durch ein Zuwenig an Vitamin K die Blutgerinnung, so daß selbst kleine Kratzer in der Haut länger bluteten als gewöhnlich.

Fehlende Vitamine verursachten eine Kettenreaktion

Die Galle

Weil es an Vitamin D fehlte, konnte auch nicht genügend Calcium aus dem Darm resorbiert und in die Knochen eingebaut werden, was nicht nur eine Osteoporose beschleunigte, sondern sogar Schmerzen bereitete.

Zertrümmerung der Gallensteine durch Lithotripsie
Wegen dieser Knochenschmerzen war Frau R. F. eigentlich ins Schwarzwald Sanatorium Obertal gekommen. Die gründliche Untersuchung bei der Aufnahme ergab jedoch die oben genannten Ursachen für diese Beschwerden. Deshalb empfahlen wir der Patientin, zunächst die Gallenblase durch eine Operation in einer chirurgischen Klinik entfernen zu lassen.

Frau R. F. konnte ein großer Eingriff erspart werden. Weil sie mehrere kleine Cholesterinsteine, die auch Kalk enthielten, hatte, konnten diese mit Hilfe von »extrakorporal erzeugten Stoßwellen« durch eine sogenannten Lithotripsie zertrümmert werden. Deren Prinzip ist dasselbe wie das der Zertrümmerung von Nierensteinen, aus der diese Therapie abgeleitet worden ist. Die Patientin liegt auf dem Bauch; außerhalb ihres Körpers werden sehr energiereiche Stoßwellen erzeugt und durch das Gewebe hindurch genau auf die Gallenblase gelenkt. Sie erzeugen dort in den Gallensteinen – und zwar nur in ihnen – derart große Druck- und Zugspannungen, daß nahezu alle diese Gebilde in der genannten Zusammensetzung in wenige Millimeter kleine Trümmer zerrissen werden. Diese Teilstücke können vom Körper selbst ausgeschwemmt oder durch eine zusätzliche Behandlung mit Gallensäuren (siehe Seite 123) aufgelöst werden (Litholyse).

Durch eine Lithotripsie wurden die Gallensteine zertrümmert

Therapie

Nachbehandlung im Schwarzwald Sanatorium Obertal

Bald nach dieser Behandlung kam Frau R. F. wieder ins Schwarzwald Sanatorium Obertal. Unsere Therapie zielte darauf hin, sowohl die Folgen der Gallensteinerkrankung für den Stoffwechsel zu beseitigen als auch deren Nachwirkungen auf den Organismus zu bekämpfen.

Gegen die Nachwirkungen richtete sich die Immun-Therapie mit Thymosand®, deren Thymus-Peptide sowohl die Abwehrkräfte des Immunsystems stärkten als auch Ordnungskräfte harmonisierten (siehe Seite 192), sowie die Immun-Therapie mit Antikörpern (siehe Seite 190), deren Immunseren gezielt vor allem die Aktivitäten der Leberzellen anregten und auch die Tätigkeit der Bauchspeicheldrüse unterstützten. Außerdem verabreichten wir Enzyme (siehe Seite 209), gewissermaßen als Hilfsmittel für die Verdauung. Zusätzlich wurde eine Symbioselenkung (siehe Seite 206) durchgeführt, um im Darm die nützliche Bakterienflora wieder aufzubauen und seine normale Funktion möglichst vollständig wiederherzustellen.

Um die Folgen der Gallensteinerkrankung zu beseitigen, wurden so rasch wie möglich die fehlenden fettlöslichen Vitamine substituiert. Um die entstandene Lücke der B-Vitamine zu schließen, injizierten wir anfangs mit Novirell B® die Vitamine B_1, B_6, B_{12} sowie Folsäure mit Folarell®. Danach wurden die entsprechenden Präparate aus unserem Vital-Plus-Programm angewendet. Aus ihnen konnte nun der Bedarf sicher gedeckt werden, zumal nach der Operation wieder genügend Gallensäuren für die Verwertung verfügbar waren.

Fünf Segmente der Dreieck-Therapie führten zur völligen Gesundung der Patientin

Die Galle

Der Ernährungsplan beinhaltete eine vollwertige, leichte Kost

Diese Therapie erfüllte alle Erwartungen. Die Patientin erholte sich rasch von der Operation, und alle Mangelerscheinungen vergingen. Frau R. F. fühlte sich wieder ganz gesund, als sie das Schwarzwald Sanatorium Obertal verließ. Im Gepäck hatte sie einen Ernährungsplan, den unsere Ernährungsberaterin individuell für sie aufgestellt hatte. Er umfaßte eine vollwertige Kost und berücksichtigte dabei, daß die Frau keine Gallenblase mehr hatte und deshalb eine leichte Vollkost einhalten mußte – ohne rohe Eier und ohne starken Kaffee, ohne allzu üppige Mahlzeiten; gelegentlich ist sogar etwas Alkohol erlaubt.

Gallenstein im Ausführungsgang: Störung der Verdauung

Frau G. M., 28 Jahre, Designerin, hatte gerade eine schwere Operation hinter sich. Eine angeborene Fehlstellung des rechten Hüftgelenkes (Coxa valga) war mit einer sogenannten Umstellungsosteomie korrigiert worden. Dieser Eingriff war notwendig geworden, weil es bereits in diesen jungen Jahren bei der Frau zu degenerativen Veränderungen im Bereich des Hüftgelenks und dadurch bedingt zu Schmerzen gekommen war. Zur Nachbehandlung kam Frau G. M. ins Schwarzwald Sanatorium Obertal, und diese erfolgte gezielt:

Nach der Hüftgelenksoperation wurde die Muskulatur mit gezielter Krankengymnastik wieder aufgebaut

Weil die Patientin sich wegen der Schmerzen so wenig wie möglich bewegt hatte, war ihre Muskulatur geschwächt. Um diese wieder aufzubauen, wurde sie mit einer intensiven, individuellen Krankengymnastik behandelt.

Weil sie extrem gefastet hatte, um das Hüftgelenk zu entlasten, hatte sie ein erhebliches Untergewicht. Deshalb war geplant, sie zunächst auf eine gut ver-

Therapie

trägliche, leichte Vollkost umzustellen, um sie allmählich an eine vollwertige Kost zu gewöhnen. Der Patientin schmeckte das, buchstäblich, nicht, weil sie »diese Körnerfresserei« ablehnte und für sie Obst schlecht bekömmlich sei, wie sie behauptete.

Bei der Aufnahmeuntersuchung von Frau G. M. war uns aufgefallen, daß die weißen Bindehäute der Augen (Skleren) leicht gelblich verfärbt waren. Sie berichtete, in den letzten Tagen Durchfälle gehabt zu haben, die heller gefärbt und glänzend erschienen waren.

Laborwerte und Ultraschalluntersuchung brachten das wahre Übel an den Tag

Daraufhin veranlaßten wir laborchemische Kontrollen. Sie ergaben unter anderem einen erhöhten Gehalt an dem Gallenfarbstoff Bilirubin im Blut sowie unverdaute Fette im Stuhlgang (Steatorrhoe).

Die Untersuchung des Bauchraums mit Hilfe von Ultraschall (Sonographie) zeigte Steine in der Gallenblase (Cholelithiasis). Diese hatten sich wahrscheinlich während der radikalen Abmagerungskur ohne ärztliche Kontrolle gebildet (siehe auch Seite 129). Im Ultraschallbild auf dem Monitor war auch zu sehen, daß der Hauptausführungsgang der Bauchspeicheldrüse (siehe Seite 170) ein wenig erweitert war. Das ließ den Verdacht aufkommen, daß sich ein Gallenstein in dem gemeinsamen Ausführungsgang von Galle und Bauchspeicheldrüse festgesetzt und ihn verlegt hatte. Damit würden sich die Veränderungen bei der Patientin erklären lassen: Der Rückstau von Verdauungsflüssigkeit hatte den Gang in der Bauchspeicheldrüse erweitert; durch den Rückstau von Gallenflüssigkeit war Bilirubin ins Blut übergetreten und hatte das

Durch die unkontrollierte Fastenkur hatten sich Gallensteine gebildet

Die Galle

Weiße im Auge gelblich verfärbt; der Mangel an den Enzymen aus der Bauchspeicheldrüse und auch an Gallensäuren hatte die Verdauung derart gestört, daß es zu den Durchfällen gekommen war; diese waren heller gefärbt und erschienen glänzend, weil sie unverdautes Fett enthielten, denn Galle fehlte.

Zur genauen Abklärung und zur weiteren Behandlung überwiesen wir Frau G. M. in eine große chirurgische Klinik. Dort bestätigte eine aufwendige Untersuchung unseren Verdacht: Mit Hilfe von Kontrastmitteln wurden Gallenblase und Gallengänge sowie das System der Pankreasgänge auf Röntgenbildern dargestellt (endoskopische retrograde Cholangiopankreatographie, abgekürzt: ERCP). Auf ihnen war deutlich ein Stein zu erkennen, der in der sogenannten Papilla Vateri (siehe Seite 120) am Ende des gemeinsamen Ausführungsgangs feststeckte.

> *Ein Stein steckte im gemeinsamen Ausführungsgang von Galle und Bauchspeicheldrüse*

Die Therapie erfolgte mit einer sogenannten Papillotomie: Ein Endoskop mit einem dünnen, flexiblen Glasfaserstrang wurde durch Mund, Speiseröhre, Magen in den Zwölffingerdarm eingeführt; durch eine Optik war der Gallenstein genau zu erkennen, und mit einem Schneidedraht wurde der Schließmuskel, der ihn festhielt, gespalten. Dadurch kam der Gallenstein frei und ging ab. Infolgedessen konnten die Gallensäuren und die Enzyme der Bauchspeicheldrüse wieder in den Darm gelangen und die Verdauung normalisierte sich wieder.

Immun-Therapie in Verbindung mit Immun-Seren und Gallen-Tee

Zur Nachbehandlung kam Frau G. M. zurück ins Schwarzwald Sanatorium Obertal. Die bewährte Immun-Therapie mit Thymosand® (siehe Seite 192) zur

Therapie

Stärkung der Abwehrkräfte und zur Harmonisierung der Ordnungskräfte sowie die Immunseren mit Antikörpern (siehe Seite 190) zur Aktivierung von Leber und Bauchspeicheldrüse halfen der Patientin, die Folgen der Operation rasch zu überwinden. Zur Unterstützung erhielt sie einen Gallen-Tee mit pflanzlichen Wirkstoffen (siehe Seite 216), die vor allem eine cholagoge Wirkung hatten; das heißt, sie förderten den Abfluß bereits gebildeter Gallenflüssigkeit und verhinderten auf diese Weise auch die Neubildung von Gallensteinen.

Frau G. M. trank nicht nur diesen Tee regelmäßig, sondern verhielt sich nun auch sonst geradezu mustergültig. Das Erlebnis der Operation hatte sie umdenken lassen. Sie lehnte die »Körnerfresserei« nicht länger ab, sondern ernährte sich konsequent mit der vollwertigen Kost und ließ sich sogar von unserem Küchenmeister Rezepte für zu Hause geben. Die Patientin war bei der krankengymnastischen Therapie so sehr bei der Sache, daß wir sie vor Übertreibungen warnen mußten. Beide Maßnahmen zeitigten noch während des Aufenthalts im Schwarzwald Sanatorium Obertal eine gute Wirkung: Durch Aufbau von Muskulatur erreichte Frau G. M. ihr Idealgewicht und hatte nun wieder eine schlanke, wohlgeformte Figur.

Als sie uns verließ, fühlte sie sich »gesund und munter«, und sie versprach, die vollwertige Kost beizubehalten. So recht wollten wir nicht daran glauben, wurden jedoch eines besseren belehrt. Etwa ein halbes Jahr später kam eine Freundin von ihr zu uns, die unter erhöhter Infektionsanfälligkeit litt und der unsere ehemalige Patientin eine Immun-Therapie mit Thymosand® zur Stärkung der Abwehrkräfte des Immunsystems empfohlen hatte. Von ihr erfuhren wir, daß

Gallen-Tee: Zwei Teelöffel Schöllkraut mit einer Tasse heißem Wasser überbrühen, 10 Minuten ziehen lasen und dreimal täglich zwischen den Mahlzeiten warm trinken

Die Galle

Frau G. M. ihr Versprechen eingehalten hatte, sich weiterhin mit Vollwertkost ernährte und sich sehr wohl dabei fühlte.

Was Patienten selbst gegen Gallenleiden tun sollten

Zur Selbsthilfe bei einer akuten Erkrankung mit den starken, krampfartigen und wellenförmig verlaufenden Schmerzen einer Kolik sind folgende Maßnahmen geeignet.

Unbedingt einen Arzt rufen

Er wird Medikamente einsetzen, welche die Schmerzen schneller und besser bekämpfen, als das Hausmittel tun können. Er wird entscheiden, wie das Gallenleiden weiterhin zu behandeln ist. Seine Anweisungen sollten unbedingt befolgt werden – der eigenen Gesundheit zuliebe.

Bettruhe, Wärme und die Anweisungen des Arztes befolgen

Ruhe einhalten

Am besten ist es, ins Bett zu gehen, sich warm zuzudecken und flach hinzulegen.

Nichts essen und nichts trinken

Totales Fasten über volle 24 Stunden schont die akut erkrankte Galle. Danach warmen Pfefferminztee trinken, Zwieback essen und Wasserschleimsuppen aus Reis- oder Haferflocken. Nach überstandenen Schmerzen die Kost langsam wieder aufbauen; beginnen mit magerem Fisch und magerem, zartem Fleisch, ohne Fett gedünstet oder gekocht, zu denen es als Beilagen Reis, Kartoffeln, Nudeln sowie zarte Gemüsesorten wie Karotten, Spargelspitzen, Kohlrabi gibt. Insgesamt nicht mehr als 40 Gramm Fett pro Tag aufnehmen.

Auf striktes Fasten folgt Aufbauschonkost

Feucht-warme Auflagen anwenden

Voraussetzung: Der Patient bleibt daheim und der Arzt hat nichts dagegen einzuwenden. Die feuchtwarmen Auflagen wirken vom rechten Oberbauch aus über Nervenbahnen durch die Haut hindurch krampflösend und schmerzlindernd auf Gallenblase und Gallenwege.

Am einfachsten ist es, eine nicht zu heiße Wärmflasche mit einem feuchten Handtuch zu umwickeln und auf die Haut über dem rechten Rippenbogen zu legen. Diese Packung abnehmen, sobald sie auskühlt, und gegebenenfalls erneuern – so lange, bis die Schmerzen erträglicher sind.

Länger und intensiver wirkt ein anderes Hausmittel, der sogenannte Kartoffelsack: Kartoffeln mit Schale kochen, in ein Leinensäckchen geben und darin zerquetschen. Diesen Sack auf die Lebergegend legen, mit einem Tuch abdecken und noch eine leichte Wolldecke darüberlegen, um die Wärme zu halten. Der Kartoffelsack kann insgesamt etwa 1 Stunde liegenbleiben und nach einer Pause von ungefähr 30 Minuten erneuert werden.

Aber Achtung! Die feuchtwarmen Auflagen sollten zwar so warm wie möglich angewendet werden, weil jedoch bei einer Gallenkolik die schlimmen Schmerzen das Empfinden für eine verträgliche Wärme herabsetzen, besteht die Gefahr von Verbrennungen. Um das zu verhindern, sollte die Temperatur von Wärmflasche und Kartoffelsack zuvor an der Innenseite des Unterarms überprüft werden.

Der Kartoffelsack ist ein altbewährtes Hausmittel bei Gallenbeschwerden

Die Ernährung umstellen

Als Selbsthilfe zur Verhinderung von Rückfällen haben sich Maßnahmen bewährt, die sowohl dem Entstehen

Die Galle

> *Was der Leber bekommt, verträgt auch die Galle*

von Gallensteinen als auch dem Auslösen einer Gallenkolik entgegenwirken. Wer beispielsweise noch Wochen nach der akuten Erkrankung merken muß, daß eine bestimmte Kost von ihm nun nicht mehr gut vertragen wird, der wird schon von sich aus die Ernährung umstellen. Die Nahrungsmittel, die bei Gallenleiden in der Regel bekömmlich sind, sind zumeist die gleichen wie bei Erkrankungen der Leber – und in dem Kapitel darüber nachzulesen (siehe Seite 113).

Spätestens jetzt ist es an der Zeit, endlich die Grundregeln der Ernährung zu befolgen, die wir bereits zur Vorbeugung von Erkrankungen der Gallenblase und Gallenwege empfohlen haben (siehe ab Seite 125). Es kommt zwar vor allem darauf an, was gegessen wird, wichtig ist aber auch, wie gegessen wird: langsam und gründlich kauen; lieber sechs kleinere Imbisse einnehmen als drei große Mahlzeiten verschlingen; keine zu heißen und keine zu kalten Speisen essen.

Den Gallenfluß anregen

> *Artischocke, Löwenzahn, Schöllkraut, Tausendgüldenkraut, Mariendistel, Pfefferminze, Benediktenkraut und Wermut fördern den Gallenfluß*

Vor allem Wirkstoffe aus Heilpflanzen fördern die Produktion von Gallenflüssigkeit und die Entleerung der Gallenblase, wodurch auch Gallensteinen vorgebeugt werden kann. Entsprechende Präparate – beispielsweise aus Artischocke, Löwenzahn, Schöllkraut – sind in den Apotheken zu haben.

Man kann sich auch einen Tee aus dem Tausendgüldenkraut (siehe Seite 217) oder einen speziellen Galle-Tee aus verschiedenen Heilkräutern selbst zubereiten: Blätter von Mariendistel, Löwenzahn, Pfefferminze, Benediktenkraut gut mischen, einen Teelöffel davon mit einer Tasse heißem Wasser überbrühen, 20 Minuten ziehen lassen, dann trinken – am besten vor jeder Mahlzeit.

Therapie

Ebenfalls galletreibend wirken Wermut-Tropfen (20 bis 30 Tropfen verdünnt in $1/4$ bis $1/2$ Liter Wasser) sowie Pflanzenfrischsäfte aus Löwenzahn.

Streß meiden

Weil der gesamte Verdauungsapparat sehr eng mit dem Nervensystem gekoppelt ist, kann dem Menschen leicht einmal »die Galle überlaufen«. Um diese Komplikation zu vermeiden, sollten psychische Belastungen soweit wie möglich ausgeschaltet werden. Dies geschieht unter anderem durch eine realistische Arbeitsplanung, die ein Übermaß an Streß ausschließt; durch eine offene Aussprache mit Angehörigen, Arbeitskollegen, Nachbarn, mit der ungelöste Streitfragen endlich beigelegt werden; durch ein ausgewogenes Verhältnis zwischen Arbeitszeit und Erholungspausen.

Sehr hilfreich ist auch in diesen Fällen das autogene Training, das eine aktive, tiefgreifende Entspannung ermöglicht und über diesen Weg eine beruhigende Wirkung auf die inneren Organe erreicht – auch auf die Galle. Die Patienten am Schwarzwald Sanatorium Obertal haben die Chance, diese Methode mit fachkundiger Unterweisung zu erlernen. Außerdem gibt ihnen eine spezielle Tonbandkassette eine »Anleitung zur bewußten Selbstentspannung«.

Gesundheitsfördernde Entspannung durch autogenes Training

3 Die Bauchspeicheldrüse

Die Bauchspeicheldrüse (Pankreas) ist die dritte im Bunde des inneren Dreiecks. Sie stellt die wichtigste Drüse für die Verdauung dar; von ihr stammen unter anderem die Enzyme, die für den Verdauungsprozeß unerläßlich sind. Dieses Kapitel befaßt sich mit Anatomie und Funktion der Bauchspeicheldrüse, mit ihren verschiedenen Erkrankungsformen und deren Vorbeugung sowie mit gezielten Behandlungsmöglichkeiten.

Zunächst einmal: Nehmen Sie sich eine Minute Zeit

Auch bei diesem Kapitel sollten Sie zunächst einmal – in Ihrem Interesse – die folgenden zehn Fragen beantworten. Es geht dabei um weitverbreitete Risikofaktoren und vor allem um charakteristische Warnzeichen für Störungen und Erkrankungen der Bauchspeicheldrüse.

1. Essen Sie reichlich, dabei recht fett oder üppig süß?
2. Trinken Sie recht oft Alkohol?
3. Vertragen Sie Kaffee und Cola-Getränke nicht mehr so gut wie früher?

4. Verspüren Sie nach fettreichen Mahlzeiten mit alkoholischen Getränken irgendwelche Beschwerden im Bauch?
5. Haben Sie Verdauungsstörungen wie Blähungen und auch Durchfall?
6. Ist der Stuhlgang dabei auffällig verändert, nämlich fettig und breiig?
7. Leiden Sie wiederholt unter Schmerzen im Oberbauch, die um den Leib reichen und in den Rücken ausstrahlen?
8. Sind diese andauernden Schmerzen mit Übelkeit bis hin zum Erbrechen verbunden?
9. Haben Sie ohne vorsätzliches Fasten deutlich an Gewicht verloren?
10. Können Sie im Dunklen nicht mehr so gut sehen und / oder haben Sie Schmerzen in den Knochen, vor allem in der Ferse?

Symptome, die Sie kritisch unter die Lupe nehmen sollten

Falls Sie auch nur zwei dieser Fragen mit »Ja« beantworten, sollten Sie sich möglichst bald von einem Arzt gründlich untersuchen lassen. Es könnte, muß jedoch nicht sein, daß Ihre Bauchspeicheldrüse erkrankt ist. Sollte das tatsächlich der Fall sein, weiß Ihr Arzt am besten, welche Behandlung erforderlich ist und was Sie selbst gegen diese Krankheit tun können.

Bau und Funktion: Die Bauchspeicheldrüse, das Zentralorgan für die Verdauung

Die Bauchspeicheldrüse (das Pankreas) ist die wichtigste Drüse für die Verdauung. Sie ist von Anfang an dabei; noch während die ersten Bissen im Mund zerkaut werden, wird die Nahrungsaufnahme von speziellen Empfängern (Chemorezeptoren) in der

Die Bauchspeicheldrüse

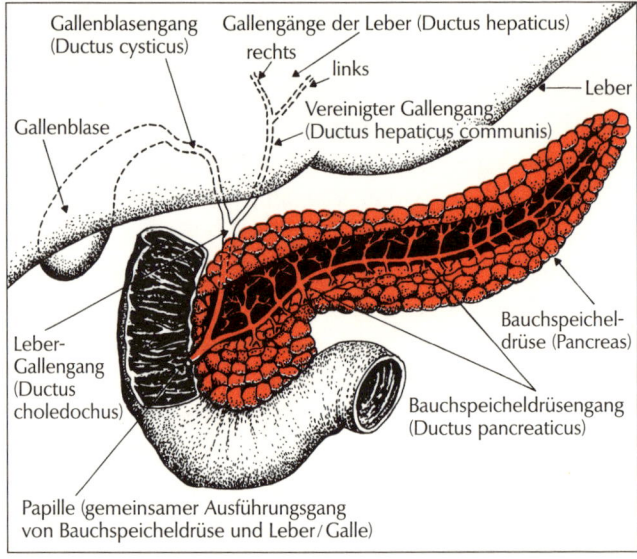

So sieht die Bauchspeicheldrüse aus – ähnlich wie eine Zunge und knapp so lang wie eine Hand, mit dem Kopf in einer Schlinge des Dünndarms (in den sie durch einen gemeinsamen Ausführungsgang mit der Galle ihr Sekret absondert).

Bereits der erste Bissen im Mund wird der Bauchspeicheldrüse signalisiert

Mundschleimhaut wahrgenommen und dem vegetativen Nervensystem gemeldet. Dessen sogenannter Vagus-Nerv reagiert darauf und aktiviert die Bauchspeicheldrüse, die unverzüglich in Funktion tritt. Wenn später der Nahrungsbrei aus dem Magen in den Zwölffingerdarm (Duodenum) gelangt, steht dort nicht nur bereits reichlich Verdauungssaft bereit; dieser ist zudem genau den aufgenommenen Nährstoffen entsprechend zusammengesetzt, so daß beispielsweise nach einem Schweinebraten das viele Fett und das tierische Eiweiß optimal verdaut werden können – was gleich noch genauer erklärt wird.

Bau und Funktion

Die Bauchspeicheldrüse liegt versteckt in der Mitte des Körpers zwischen Magen und Wirbelsäule. Sie ist knapp so lang wie eine Hand, hat ein Gewicht von 70 bis 100 Gramm, eine graurote Farbe und ähnelt im Aussehen einer Zunge. Ihr größerer Kopf ist auf der rechten Körperseite in einer Schlinge des Zwölffingerdarms eingebettet, ihr Körper liegt in Höhe des zweiten Lendenwirbels, ihr Schwanz reicht nach links hinüber bis zur Milz (Lien).

Die zwei Funktionen der Bauchspeicheldrüse

Die Bauchspeicheldrüse ist ein Doppelorgan, das zwei Funktionen erfüllt. Zum einen ist sie eine endokrine Drüse, die Hormone »nach innen« in das Blut abgibt. Es sind das bekannte Insulin und dessen Gegenspieler Glukagon, die unerläßlich sind für die Kontrolle des Blutzuckerspiegels; diese lebenswichtige Tätigkeit im Stoffwechsel ist allerdings nicht Gegenstand dieses Buches.

Zum anderen ist das Pankreas eine exokrine Drüse, die ihren Verdauungssaft »nach außen« in den Darm absondert. Er enthält die wichtigen Enzyme, ohne die der Mensch trotz vollen Magens verhungern müßte. Weil dieser Verdauungssaft so wichtig für das Dasein ist, hat die Natur die Bauchspeicheldrüse – ähnlich der Leber – mit einer beeindruckenden Leistungsreserve und Überkapazität ausgestattet. Während die sogenannten Inselzellen, die Hormone produzieren, nur ganze 3 Prozent ihres Gewebes ausmachen, besteht der große Rest von 97 Prozent aus Drüsenzellen (Acini), aus denen der Verdauungssaft stammt. Und dieser enthält zehnmal mehr Enzyme als eigentlich erforderlich sind, um eine Mahlzeit zu verdauen. Mit anderen Worten: Erst wenn mehr als vier Fünftel des

Die Bauchspeicheldrüse gibt als endokrine Drüse Hormone nach innen, ins Blut, und als exokrine Drüse den Verdauungssaft nach außen, in den Darm, ab

Die Bauchspeicheldrüse

exokrinen Gewebes der Bauchspeicheldrüse zerstört sind, kommt es zu ernsthaften Verdauungsstörungen. Der Speichel aus dem Pankreas ist ähnlich hell und dünnflüssig wie jener im Mund, der aus den Speicheldrüsen hinter den Ohren, im Unterkiefer und unter der Zunge stammt; sie alle gehören nämlich zum Gesamtsystem der Speicheldrüsen. Von ihm werden pro Tag 1 bis 1 $^1/_2$ Liter abgesondert. Er enthält vor allem die Enzyme, die – gemeinsam mit den Gallensäuren (siehe Seite 124) und dem Darmsaft – den wichtigsten Schritt bei der Verdauung vollziehen: Sie zerlegen die komplexen Nährstoffe der Fette, Eiweiße, Kohlenhydrate in wasserlösliche Bruchstücke; erst in dieser Form können sie vom Körper aufgenommen und verwertet werden.

Zusammen mit Gallensäuren und Darmsaft kommt dem Speichel die wichtigste Aufgabe bei der Verdauung zu

Die Enzyme aus der Bauchspeicheldrüse

Proteasen spalten das Eiweiß

Proteasen sind die Enzyme, die Eiweiß spalten; wegen dieser Tätigkeit werden sie auch »proteolytische Enzyme« genannt. Weil ja auch die Bauchspeicheldrüse aus Eiweiß besteht, müßte sich das Organ eigentlich selbst verdauen. Zumindest solange es gesund ist geschieht das nicht, weil von diesen Enzymen lediglich inaktive Vorstufen (Pro-Enzyme) hergestellt werden. Weil diese zudem nicht ständig vonnöten sind, werden sie innerhalb der Zellen in winzig kleinen Körnchen (Zymogengranula) zwischengelagert.

Erst im Zwölffingerdarm werden die Vorstufen durch ein anderes Enzym aktiviert. So entstehen das Trypsin und das Chymotrypsin, die das – im Magen bereits vorbereitete – Eiweiß aus den Nahrungsmitteln in noch kleinere Stücke (Polypeptide) zerlegen. Das Trypsin bewirkt darüber hinaus, das auch die Carboxipeptidase tätig werden kann, die wiederum die Polypeptide in Aminosäuren als die kleinsten Bauteile aller Eiweiße spaltet.

Amylasen sind Enzyme, die Kohlenhydrate wie Stärke und Glykogen zerlegen. Die sogenannte Alpha-Amylase aus dem Pankreas ist praktisch identisch mit dem Ptyalin aus den Ohrspeicheldrüsen und setzt im Zwölffingerdarm die Arbeit fort, die von dem anderen Enzym im Mund begonnen worden ist. Deren Produkt sind Doppelzucker (Disaccharide), die wiederum von Saccharasen zu Einfachzucker (Monosaccharide) abgebaut werden.

Amylasen zerlegen Kohlenhydrate

Lipase ist das wichtigste Enzym für die Verdauung von Fett. Es zerlegt die sogenannten Triglyceride – die jeweils aus drei Fettsäuren bestehen, die an Glycerin gebunden sind – in kleinere Bestandteile (Diglyceride, Monoglyceride) und in freie Fettsäuren. Das geschieht in engster Zusammenarbeit mit den Gallensäuren (siehe Seite 124), welche die Fette emulgieren und dadurch überhaupt erst verwertbar machen. Wie leistungsfähig die Enzyme aus der Bauchspeicheldrüse sind, soll hier am Beispiel der Lipase demonstriert werden: Sie knackt in einer einzigen Sekunde mehr als 1000 Triglyceride, und die pro Tag bereitgestellte Lipase würde genügen, um – rein rechnerisch – über 4 Liter Olivenöl in seine einzelnen Bestandteile zu zerlegen.

Lipase dirigiert die Fettverdauung

An der Verdauung der Fette ist auch die Cholesterinesterase aus dem Pankreas beteiligt. Sie ist dafür verantwortlich, daß das Cholesterin aus Fleisch, Innereien, Eiern derart verändert wird, daß es vom Organismus aufgenommen werden kann.

Nukleasen spalten den Inhalt der Zellkerne aus pflanzlichen und tierischen Geweben. Das sind die sogenannten Nukleinsäuren (abgekürzt: DNS und RNS), in

Nukleasen spalten Zellkerne aus pflanzlichen und tierischen Geweben

Die Bauchspeicheldrüse

denen das Erbmaterial gespeichert ist und von denen die Funktionen der Zelle gesteuert werden.
Neben diesen Enzymen enthält das Sekret der Bauchspeicheldrüse noch andere Substanzen, die für die Verdauung sehr wichtig sind. Dazu zählt das doppeltkohlensaure Natrium, das als ein sogenanntes Bicarbonat den Nahrungsbrei (Chymus) chemisch verändert. Es neutralisiert die Salzsäure, die aus dem Magen stammt, und schafft ein leicht alkalisches Milieu, in dem die Enzyme bestmöglich für die Verdauung tätig werden können.

Auch Hormone haben eine wichtige Aufgabe

Die Enzyme kommen zum Einsatz, sobald der Nahrungsbrei aus dem Magen den anschließenden Zwölffingerdarm erreicht. Dann beginnt die zweite Sekretionsphase. Sie wird durch zwei Hormone ausgelöst, die aus der Darmschleimhaut stammen und mit dem Blut zur Bauchspeicheldrüse gelangen. Das eine ist das Sekretin. Es bewirkt, daß insgesamt mehr Verdauungssaft abgesondert wird und daß in diesem mehr Bicarbonat enthalten ist. Das andere ist das Pankreomycin. Es sorgt dafür, daß mehr Enzyme im Speichel aus dem Pankreas enthalten sind. Übrigens: Es ist dasselbe Hormon, das gleichzeitig unter dem Namen Cholecystokinin die Gallenblase dazu veranlaßt, sich zusammenzuziehen und Gallensäuren für die Verdauung freizugeben. Dieses Zusammenspiel ist ebenfalls eine wichtige Voraussetzung für eine normale Verdauung.
Der Weg des Verdauungssaftes beginnt in den einzelnen Azinus-Zellen der Bauchspeicheldrüse. In ihnen werden aus den Aminosäuren als kleinste Bauteile die Enzyme gebildet, die zudem Calcium, Magnesium und Zink für ihre Funktion benötigen. Sie werden

Sekretin und Pankreomycin lösen die zweite Sekretionsphase aus

Bau und Funktion

durch Entzug von Wasser in kleine Kapseln (Zymogengranula) verpackt und von der Zelle ausgeschieden, wofür Calcium benötigt wird. Außerhalb werden ihnen gelöste Mineralstoffe (Elektrolytlösungen) hinzugefügt. Dieser Verdauungssaft gelangt nun über feine Gänge in immer größer werdende Röhrchen und mit denen schließlich zum Hauptausführungsgang (Ductus pancreaticus). Er verläuft längs durch das Pankreas und mündet in der Regel gemeinsam mit dem Hauptgallengang (Ductus choledochus) in der Papilla Vateri (siehe Seite 120). Ausnahmen davon sind relativ häufig. So gibt es Menschen, deren Bauchspeicheldrüse einen eigenen, direkten Zugang zum Zwölffingerdarm besitzt oder die sogar einen zweiten, zusätzlichen Ausführungsgang (Ductus pancreaticus accesorius) haben.

Soweit die Funktionen der Bauchspeicheldrüse. Zwar sollten alle Menschen darauf achten, daß diese möglichst normal und gesund erhalten bleiben. Aber manche Patienten kann womöglich ein gezielter Eingriff in die Tätigkeit der Enzyme von einem schwerwiegenden Problem befreien – von ihrem extremen Übergewicht.

Die Bauchspeicheldrüse kann auch einen separaten Zugang zum Zwölffingerdarm oder einen zweiten Ausführungsgang haben

Essen und dabei schlank bleiben

Schweizer Pharmazeuten haben eine »Fettbremse« für die Verdauung entwickelt. Es handelt sich um den Wirkstoff Tetrahydrolipstatin (THL). Er wird von der harmlosen Bakterienart Streptomyces toxitricini abgesondert, die im Boden lebt. Im Darm des Menschen entwickelt er eine äußerst ungewöhnliche Eigenschaft: THL stürzt sich auf die Lipase aus der Bauchspeicheldrüse, »verbeißt« sich gewissermaßen in dieses Enzym und blockiert es in seiner Wirksamkeit. Die Lipase vermag deshalb nicht, alle Triglyceride zu zerlegen, so daß ein

Die Bauchspeicheldrüse

Durch die Einnahme einer Tetrahydrolipstatin-Pille wird nur ein Drittel Fett aus der Nahrung im Körper verwertet

Teil der Fette aus den Nahrungsmitteln nicht verdaut, sondern ungenutzt ausgeschieden wird.

Klinische Versuche mit Freiwilligen haben zwar bestätigt, daß ein Drittel weniger Fett aus der Nahrung verwertet wird, wenn zum Essen eine THL-Pille eingenommen wird; das entspricht einem Minus von 15 Prozent der Energie. Es sind aber auch unerwünschte Wirkungen aufgetreten wie Blähungen und ölig-breiiger Stuhlgang. Zwangsläufig kommt es zu einer verminderten Aufnahme der fettlöslichen Vitamine A, D, E, K sowie der Vitamin-Vorstufe Beta-Carotin. Langzeitstudien sollen noch klären, ob diese Nebenwirkungen erträglich und ob keine anderen Schädigungen zu befürchten sind.

Keinesfalls kann die »Fettbremse« eine vernünftige Ernährung ersetzen, und sie soll es auch gar nicht. Sie ist als ein Arzneimittel gedacht für Menschen mit extremem Übergewicht, deren Gesundheit zudem durch Diabetes und Bluthochdruck bedroht ist und bei denen alle anderen Maßnahmen zur Gewichtsabnahme nicht den nötigen Erfolg hatten.

Vorbeugung: Warum alles, was Sie für Leber und Galle tun, auch Ihrer Bauchspeicheldrüse nützt

Das Wichtigste, was man zur Vorbeugung von Erkrankungen der Bauchspeicheldrüse tun kann, ist sehr eng verbunden mit der Prophylaxe für die beiden anderen Organe des inneren Dreiecks. Es läßt sich in zwei Sätzen zusammenfassen.

Der erste heißt: Tun Sie alles, was die Galle gesund erhält, denn Gallensteine sind eine der häufigsten

Vorbeugung

Ursachen für Entzündungen der Bauchspeicheldrüse (mehr darüber ab Seite 169). Der zweite lautet: Meiden Sie ein Übermaß an Alkohol, denn er ist für die Bauchspeicheldrüse ein ebenso großes Gift wie für die Leber (mehr darüber ab Seite 173).

Was zur Umsetzung dieser Ratschläge im einzelnen zu tun beziehungsweise zu lassen ist, wurde bereits an anderer Stelle ausführlich beschrieben und erklärt (siehe ab Seite 39 und ab Seite 125). Deshalb mag hier eine Zusammenfassung der diesbezüglichen Kernsätze genügen.

Auf richtige Ernährung achten

Um die Galle – und damit auch die Bauchspeicheldrüse – gesund zu erhalten, sollte man eine gemischte, vollwertige Kost essen, bei der auch folgende Forderungen verwirklicht sind:

- Mit den Fetten möglichst wenig Cholesterin aufnehmen, jedoch reichlich einfach und mehrfach ungesättigte Fettsäuren. Diese sind vor allem in pflanzlichen Ölen enthalten, insbesondere im Maiskeim- und Olivenöl.
- Raffinierten Zucker strikt meiden. Das bedeutet, auf Süßigkeiten, Kuchen und andere Konditoreiwaren sowie Limonaden weitgehend zu verzichten.
- Mehr unverdauliche Faserstoffe aus pflanzlichen Lebensmitteln verzehren. Gute Lieferanten dafür sind Hafer- und Weizenkleie, Knäckebrot, Vollkornbrot und andere Vollkornprodukte, Roggenbrot.
- Nicht zuviel Energie aufnehmen, damit ein Übergewicht erst gar nicht entstehen kann. Das ist noch immer gesünder als ein »Abspecken«, bei dem sogar Gallensteine entstehen können.

Statt Fett und raffiniertem Zucker pflanzliche Lebensmittel aufnehmen, die unverdauliche Faserstoffe (Ballaststoffe) enthalten

Die Bauchspeicheldrüse

Alkoholkonsum kontrollieren

Für einen bewußten Umgang mit Alkohol, durch den sowohl die Leber als auch die Bauchspeicheldrüse geschont werden, gilt folgendes:

- Nicht zuviel Alkohol trinken. Als obere Grenze der Verträglichkeit gelten 40 Gramm reiner Alkohol pro Mann und Tag beziehungsweise 20 Gramm für eine Frau. Als Maßstab dafür dienen diese Zahlen: 20 Gramm Alkohol sind enthalten in 0,5 Liter Bier (4 Vol.-%) oder 0,2 Liter Wein (10 Vol.-%) oder 0,16 Liter Dessertwein (15 Vol.-%) oder 0,06 Liter Spirituosen (38 Vol.-%).
- Nicht regelmäßig Alkohol trinken. Besser als täglich etwas Bier oder Wein oder Schnaps ist »ein Schluck« am Wochenende, nach dem Bauchspeicheldrüse und Leber wieder sieben Tage Zeit haben, sich davon zu erholen.
- Regelmäßig eine längere Pause ganz ohne Alkohol einlegen. Wer in jedem Jahr mindestens vier Wochen lang weder Bier noch Wein noch Schnaps trinkt, der gibt den Organen eine Chance, sich wieder vollends zu regenerieren.
- Auf vollwertige Ernährung achten. Weil mit dem Alkohol auch reichlich Kalorien zugeführt werden, besteht die Gefahr einer Fehlernährung mit dem Mangel an Eiweiß sowie an lebensnotwendigen Vitaminen und Mineralstoffen, wodurch Leber und Bauchspeicheldrüse zusätzlich geschädigt werden.

Alkohol: Nicht zuviel, nicht regelmäßig und hin und wieder eine längere Pause einlegen

Krankheiten: Worunter das Pankreas am meisten leidet

Dieses Kapitel informiert Sie über die häufigsten Erkrankungen der Bauchspeicheldrüse, wie sie entste-

Krankheiten

hen und wie sie verlaufen, welche Ursachen und welche Folgen sie haben. Je mehr Sie darüber wissen, desto erfolgreicher können Sie einer Schädigung dieses wichtigen Organs vorbeugen.

Einst waren sie recht seltene Erkrankungen, aber seit 30 Jahren etwa werden sie nicht nur häufiger, sondern auch gefährlicher: Die Entzündungen der Bauchspeicheldrüse (Pankreatitiden) sind ausgesprochene »Wohlstandsleiden«. Ihre häufigsten Ursachen sind Alkoholmißbrauch und zu üppiges Essen, wobei sich die Ernährung eher indirekt über Gallenkrankheiten auswirkt, der Alkohol dagegen direkt durch seine toxische Wirkung auf das Pankreas. Der Schaden, den beide anrichten, hat die gleiche fatale Folge: Die proteolytischen Enzyme (siehe Seite 162) werden vorzeitig aktiv, so daß sie Eiweiß nicht erst im Darm abbauen, sondern bereits in der Bauchspeicheldrüse deren Gewebe zerstören. Es kommt zu einer Selbstverdauung (Autolyse) des Organs und damit auch zu einer Entzündung (Pankreatitis), die jedoch unterschiedlich verlaufen kann.

Entzündungen der Bauchspeicheldrüse sind Wohlstandskrankheiten – hervorgerufen durch zuviel Alkohol und üppiges Essen

Akute Pankreatitis – wie ein Blitz aus heiterem Himmel

Die akute Entzündung der Bauchspeicheldrüse beginnt in ihrem klassischen Verlauf wie ein Blitz aus heiterem Himmel. Plötzlich und unvermittelt setzen heftigste Schmerzen im Oberbauch ein, die nicht auf einen bestimmten Bereich begrenzt sind, sich vielmehr gürtelförmig um den Leib ziehen und in den Rücken ausstrahlen können. Sie können den Schmerzen bei einem Herzinfarkt sehr ähnlich sein – ein Grund mehr, in einem solchen Notfall unverzüglich den Arzt zu rufen. Weitere charakteristische Sympto-

Die Schmerzen sind ähnlich wie bei einem Herzinfarkt

Die Bauchspeicheldrüse

me sind Brechreiz und Erbrechen, das jedoch keine Erleichterung bringt, leichtes Fieber, schnellere und dabei oberflächliche Atmung sowie ein »Gummibauch«, der zwar aufgebläht, aber nicht bretthart ist, sondern bei Berührung elastisch nachgibt.

Eine akute Pankreatitis kann jeden Menschen in jedem Alter treffen; etwas mehr bedroht davon als andere sind Frauen in mittleren Lebensjahren. Wie häufig die Krankheit ist, kann nur geschätzt werden: Bei mindestens einem von 100 Patienten in einer internistischen Praxis wird diese Diagnose gestellt; sehr wahrscheinlich ist sie häufiger, denn leichtere Fälle werden kaum erfaßt, weil nicht alle Betroffenen deswegen zum Arzt gehen. Gesichert dagegen ist, daß Menschen, die gallenkrank sind, mit der Gefahr leben, zusätzlich noch an der Bauchspeicheldrüse zu erkranken: Mehr als die Hälfte aller Patienten mit einer akuten Pankreatitis haben Gallensteine.

> *Mindestens eine von 100 Personen, die zum Arzt gehen, hat eine akute Pankreatitis*

Wie es zu einer akuten Entzündung der Bauchspeicheldrüse kommt

Wie es dazu kommen kann, ist im einzelnen noch nicht geklärt. Als sehr wahrscheinlich gilt, daß Gallensteine, die kleiner sind als ein Zentimeter, ursächlich daran beteiligt sind. Verklemmt sich einer von ihnen in der Papilla Vateri (siehe Seite 120), kann er dort gleich beide Ausführungsgänge von Galle und von Bauchspeicheldrüse verlegen. Infolgedessen staut sich deren Speichel mit den Enzymen, zudem dringt Gallenflüssigkeit in die Bauchspeicheldrüse ein – und die akute Entzündung beginnt. Sie entsteht, weil die verschiedenen Enzyme nun bereits in der Bauchspeicheldrüse aktiviert werden und das Organ schwer schädigen; es kommt zum Anschwellen (Ödeme), zu Einblutungen

> *Schuld sind Gallensteine*

Krankheiten

(Hämorrhagien), zum Untergang von Zellen (Nekrose) – was gleich noch ausführlicher erklärt wird.
Aus diesen Zusammenhängen wird verständlich, warum ein fettes Essen (das die Galle reizt und dadurch Gallensteine in Bewegung versetzt, bis sie sich verklemmen) mit reichlich Alkohol (der die allzu frühe Aktivierung der Enzyme fördert) eine akute Pankreatitis auslösen kann. Häufig unmittelbar danach, mitunter erst mit einer Verzögerung von 6 bis 24 Stunden, setzen die schrecklichen Schmerzen ein. Der weitere Verlauf dieser Entzündung ist nicht vorherzusagen. Sie kann in jedem Stadium stehenbleiben, sie kann mit verheerenden Auswirkungen fortschreiten. In der Mehrzahl der Fälle geht sie glücklicherweise glimpflich aus; bei richtiger Behandlung (siehe Seite 178) sind die Patienten bereits nach kurzer Zeit wieder beschwerdefrei. Bei 5 bis 10 Prozent aller Betroffenen insgesamt endet die akute Pankreatitis trotz aller Fortschritte der Medizin auch heute noch mit dem Tod.

Schmerzen treten manchmal erst 6 bis 24 Stunden nach zu reichlichem Essen und Alkoholgenuß auf

Es gibt drei Schweregrade

In der Praxis wird dieses Krankheitsgeschehen in drei Schweregrade eingeteilt. Bei einer leichten Entzündung kommt es lediglich zu einem Anschwellen der Bauchspeicheldrüse durch Ansammlung von Flüssigkeit in den Gewebsspalten (interstitielles Ödem). Diese mit Abstand häufigste Form bereitet die wenigsten Beschwerden und führt nur selten zu Komplikationen. Bei einer mittelschweren Entzündung sind einzelne Bereiche der Bauchspeicheldrüse durch Selbstverdauung zerstört. Starke Schmerzen sowie die anderen beschriebenen Symptome quälen den betroffenen Menschen.

Die Bauchspeicheldrüse

Bei einer schweren Pankreatitis werden auch andere Körperorgane lebensbedrohlich angegriffen

Eine schwere Entzündung ist eine lebensgefährliche Erkrankung. Viele Drüsenzellen sind zerstört und deshalb weite Bereiche des Gewebes abgestorben (Nekrose), im Organ kommt es zu ausgedehnten Blutungen (Hämorrhagien). Pankreassaft dringt in die Bauchhöhle ein, Enzyme, Entzündungsmediatoren und Giftstoffe überschwemmen den Körper; dadurch bedingt drohen Komplikationen, die andere Organe in Mitleidenschaft ziehen und letztendlich zum Tode führen können – durch Kreislaufschock mit Nierenversagen oder durch Ersticken bei einem akuten Atemnotsyndrom (ARDS), häufig durch Bauchfellentzündung (Peritonitis) und Darmlähmung (Ileus). Mehr als die Hälfte aller Patienten mit dieser hämorrhagisch-nekrotisierenden Pankreatitis sterben. Sie hat zwar nur einen Anteil von 10 bis 15 Prozent an allen Formen der akuten Entzündungen der Bauchspeicheldrüse, ist aber heute häufiger als vor Jahren.

Selbst wenn eine akute Pankreatitis überstanden ist, bedeutet das nicht unbedingt, daß sie endgültig ausgestanden ist. Zwei Gründe sprechen dagegen. Der eine sind Hohlräume (Pseudozysten), die an der Stelle des zerstörten Gewebes zurückbleiben und mit Gewebetrümmern und Bauchspeichel gefüllt sind. Aus ihnen kann es zu Blutungen kommen, und es können Infektionen entstehen, die sogar auf andere Organe im Bauchraum übergreifen. Der andere Grund ist, wie die ärztliche Erfahrung zeigt, daß häufig eine akute Entzündung der Bauchspeicheldrüse nichts anderes gewesen ist als der erste Schub einer chronischen Pankreatitis.

In den meisten Fällen jedoch wird die Funktion der Bauchspeicheldrüse nach einer akuten Pankreatitis voll wiederhergestellt. Nur 10 Prozent der Patienten

Krankheiten

behalten davon Verdauungsstörungen durch einen Mangel an Enzymen (exokrine Insuffizienz) zurück. Noch seltener ist ein Nachlassen der Insulinproduktion (endokrine Insuffizienz), was zu einer Störung im Zuckerstoffwechsel führt.

Chronische Pankreatitis – lebenslänglich, mit vielen Folgeerscheinungen

Sie hat zwar in der Selbstverdauung des Organs ihren gemeinsamen Nenner mit der akuten Entzündung der Bauchspeicheldrüse und meistens auch dieselben Symptome, aber vieles in ihrem Verlauf und in den Auswirkungen der chronischen Pankreatitis ist völlig anders.

Männer sind dreimal häufiger davon betroffen als Frauen, die meisten von ihnen bereits ab einem Alter knapp unter 40 Jahren. Der Grund dafür ist eindeutig: Sie trinken nun einmal am meisten Alkohol, und dieser ist in der Mehrzahl der Fälle die Ursache für diese Krankheit.

Sie beginnt ebenso, wie eine akute Pankreatitis beginnen kann. Zuviel Alkohol über zu lange Zeit bewirkt, daß der Bauchspeichel zähflüssiger wird und daß es zu einer Ausfällung (Präzipitation) von Eiweiß und Kalk kommt, die zunehmend mehr die Gänge in dem Organ verstopfen und sogar Steine in ihnen bilden können. Staut sich das Sekret, beginnen die Enzyme aus ihm, die Bauchspeicheldrüse selbst zu verdauen. So entwickelt sich eine Entzündung, in deren Verlauf immer mehr funktionsfähiges Drüsengewebe zugrunde geht und in uunützes Bindegewebe umgewandelt wird.

Anders als bei einer akuten Entzündung verspürt der Betroffene häufig anfangs nichts davon. Die Krankheit

Wenn sich zähflüssig gewordener Bauchspeichel staut, beginnen Enzyme daraus, das Pankreas zu verdauen

Die Bauchspeicheldrüse

entwickelt sich unbemerkt und schleichend. Im Durchschnitt vergehen fünfeinhalb Jahre von den ersten Veränderungen im Organ bis zum Auftreten der Beschwerden. Und das sind in der Regel ebenfalls Schmerzen im Oberbauch, die gürtelförmig um den Körper reichen, bis in den Rücken ausstrahlen und die ebenso heftig sein können wie bei einer akuten Pankreatitis. Allerdings gibt es hierbei Ausnahmen: Etwa 10 Prozent der Betroffenen haben praktisch keine Schmerzen.

Die chronisch-rezidivierende Pankreatitis

Hat eine chronisch-rezidivierende Pankreatitis erst einmal so begonnen, schreitet sie weiter voran. Anfangs kommen die Schmerzen – in größeren oder kleineren Abständen – immer wieder. Sie sind gleichbleibend schneidend und können viele Stunden bis mehrere Tage andauern. Diese Zeit verbringen zahlreiche Patienten mit zusammengekrümmtem Körper und in den Bauch gepreßten Händen, weil sie in dieser Haltung eine gewisse Erleichterung verspüren. Begleitet werden die Schmerzen von Erbrechen und Übelkeit. Auch sind sie mit einer Gewichtsabnahme verbunden – weil später jede Nahrungsaufnahme einen neuen Schub auslösen kann, essen die Betroffenen weniger, und weil zunehmend weniger Enzyme bereitgestellt werden, wird die aufgenommene Nahrung nicht mehr vollends ausgenutzt.

Starke Schmerzen, verbunden mit Übelkeit und Erbrechen

Im Laufe der folgenden Jahre werden die Schübe seltener und die Schmerzen schwächer, weil allmählich immer mehr Gewebe zerstört und damit zwangsläufig die Entzündung kleiner wird. Häufig kommt eine Gelbsucht (Ikterus) hinzu. Nach zehn bis 15 Jahren schließlich ist die Bauchspeicheldrüse »ausgebrannt«,

Krankheiten

weil dann ihr gesamtes Drüsengewebe, einschließlich der Inselzellen, zugrunde gegangen ist. Der Patient ist jetzt zwar frei von Schmerzen, aber von nun an ist er Diabetiker, weil das Hormon Insulin für die Regulierung des Blutzuckerspiegels fehlt, und für den Rest seines Lebens leidet er unter schweren Verdauungsstörungen (Maldigestion), weil alle Enzyme der Bauchspeicheldrüse größtenteils ausgefallen sind.

Zehn bis 15 Jahre dauert es, bis die Bauchspeicheldrüse »ausgebrannt« ist; die Folgen: Diabetes, Verdauungsstörungen

Werden zuwenig Lipasen (siehe Seite 163) für die Verdauung bereitgestellt, wird mehr Fett mit dem Stuhlgang ausgeschieden (Steatorrhoe), der nun fettig und breiig ist und sogar unverdaute Fettpfropfen enthalten kann. Er ist charakteristisch für diese exokrine Funktionsschwäche der Bauchspeicheldrüse (Pankreasinsuffizienz). Weitere Anzeichen dafür sind Blähungen (Flatulenz), »Blähsucht« durch Ansammlungen von Gasen im Darm (Meteorismus), Durchfälle und vor allem eine beträchtliche Gewichtsabnahme durch das andauernde Defizit an Fett und Energie.

Eine Folgewirkung in diesem Zusammenhang verdient mehr Beachtung. Weil weniger Fett verdaut wird, werden auch weniger fettlösliche Vitamine vom Körper aufgenommen. Das kann zu Mangelerscheinungen führen: zu Nachtblindheit durch ein Defizit an Vitamin A, zum Abbau von fester Knochensubstanz bis hin zu einer Osteoporose durch Mangel an Vitamin D, zu Blutgerinnungsstörungen durch ein Fehlen von Vitamin K, zu Hautveränderungen und vielen weiteren Ausfallerscheinungen durch ein Vitamin-E-Defizit.

Mangelt es infolge einer Pankreas-Insuffizienz auch noch an den Proteasen (siehe Seite 162) für die Verwertung von Eiweiß aus der Nahrung, treten weitere Folgeschäden auf wie Muskelschwund und

Die Bauchspeicheldrüse

»Hungerödeme«, die vor allem den Bauch auftreiben und ihn dadurch ungewöhnlich dick erscheinen lassen.

Um diese Folgen zu beseitigen, genügt Essen nicht allein. Denn es besteht ein Teufelskreis: Um genügend Enzyme herstellen zu können, benötigt die Bauchspeicheldrüse Eiweiß; um jedoch das Eiweiß dafür aufnehmen zu können, benötigt der Körper diese Enzyme – und deshalb müssen sie zusätzlich bei der Therapie zugeführt werden.

Das Pankreaskarzinom

Eine Komplikation der chronischen Bauchspeicheldrüsenentzündung bereitet immer größere Sorgen: Das Pankreaskarzinom wird zunehmend häufiger. In den westlichen Industrienationen ist es bereits – nach den Krebserkrankungen von Lunge, Dickdarm, Brust – die vierthäufigste Krebsart, und von 100 Menschen stirbt – laut statistischen Berechnungen – einer daran.

Die Ursachen dafür liegen zu einem Teil im vermehrten Konsum der Genußmittel Alkohol und auch Nikotin sowie in veränderten Ernährungsgewohnheiten, zu denen ein Zuviel an Fleisch und Fett und ein Mangel an den sogenannten antioxidativen Vitaminen C, E, Beta-Carotin gehören sowie Selen (mehr darüber auf Seite 195). Zum anderen wird diese Krebsart durch eine chronische Pankreatitis begünstigt: Sie bedeutet ein fünfundzwanzigfach größeres Risiko, an Pankreaskrebs zu erkranken, wie eine Untersuchung amerikanischer Ärzte ergeben hat.

Was diese Krebsart so gefährlich macht, ist die Tatsache, daß sie keine Frühsymptome hat und deshalb Beschwerden erst in einem späteren Stadium

Das Pankreaskarzinom ist in den westlichen Industrieländern die vierthäufigste Krebsart

Es treten keine Frühsymptome auf

auftreten. Diese sind abhängig vom Sitz der bösartigen Geschwulst. In vier von fünf Fällen entsteht sie im Kopf der Bauchspeicheldrüse, was zu einer langsam stärker werdenden Gelbsucht (Ikterus) führt, und zwar durch einen Verschluß des Hauptgallengangs (Ductus choledochus). In anderen Fällen sitzt der Tumor im Körper des Pankreas und verursacht starke Schmerzen im Oberbauch, die sich nach dem Essen und im Liegen noch verschlimmern können.

Weil diese Beschwerden auch durch andere Erkrankungen der Bauchspeicheldrüse ausgelöst werden können, sollte in jedem Fall die Ursache geklärt werden – und zwar sobald wie möglich nach ihrem Auftreten.

Therapie: Wie die kranke Bauchspeicheldrüse am besten behandelt wird

Erkrankungen der Bauchspeicheldrüse sind weit verbreitet. Doch das wird noch immer nicht genügend bedacht, nicht von den Betroffenen und auch nicht von den Ärzten. Anders ist es nicht zu erklären, daß durchschnittlich fünfeinhalb Jahre vergehen, ehe eine chronische Pankreatitis als solche diagnostiziert wird, wie jüngste Untersuchungen in Deutschland ergeben haben. Mit Berichten von Krankengeschichten aus dem Schwarzwald Sanatorium Obertal wollen wir mehr Aufmerksamkeit auf derartige Fälle lenken und zudem Informationen vermitteln, wie erfolgreich auch Entzündungen der Bauchspeicheldrüse mit unserer Dreieck-Therapie (mehr darüber ab Seite 188) behandelt werden.

Es dauert ungefähr fünfeinhalb Jahre, bis eine chronische Entzündung der Bauchspeicheldrüse erkannt wird

Die Bauchspeicheldrüse

Akute Pankreatitis: Notfall in der Nacht

Herr A. H, 58 Jahre, Geschäftsführer in der Elektrobranche, fühlte sich rundum gesund. Dennoch kam er regelmäßig einmal in jedem Jahr ins Schwarzwald Sanatorium Obertal, um mit unserer Aktivtherapie sein Leistungsvermögen zu steigern und um sich bei einem Check-up gründlich untersuchen zu lassen. Jedesmal konnten wir unserem Patienten eine gute Gesundheit bestätigen. Die körperliche Untersuchung ergab keine krankhaften Befunde, und auch die Ergebnisse der laborchemischen Kontrollen lagen im großen und ganzen im Normbereich.

Als leichte Abweichung fand sich eine diskrete Erhöhung des Enzyms Trypsin (siehe Seite 162) aus der Bauchspeicheldrüse. Weil jedoch die anderen Pankreas-Enzyme Amylase und Lipase nicht erhöht waren und auch die Untersuchung der Bauchspeicheldrüse mit Ultraschall (Sonographie) ohne Befund blieb, maßen wir diesem Wert keine besondere Bedeutung zu. Vorsorglich jedoch empfahlen wir dem Mann eine gewisse Zurückhaltung bei den häufig unumgänglichen Geschäftsessen sowie Kontrolluntersuchungen in kürzeren Abständen.

Die laborchemische Untersuchung erbrachte nur eine Erhöhung der Werte des Enzyms Trypsin

Die Schmerzen kamen nach einem opulenten Mahl

Herr A. H. verband stets das Angenehme mit dem Nützlichen und traf sich während des Aufenthalts im Schwarzwald Sanatorium Obertal mit Geschäftsfreunden aus ganz Süddeutschland. Gleich am ersten Wochenende besuchten sie gemeinsam eines der berühmten Drei-Sterne-Restaurants in Baiersbronn. Sie speisten sehr gut, und sie tranken reichlich dazu. Wenige Stunden später wurde Herr A. H. von heftigen Schmerzen im Bauchraum aus dem Schlaf gerissen;

Therapie

sie wurden immer schlimmer, so daß er noch in der Nacht den diensthabenden Arzt rufen mußte. Der Patient empfand die Schmerzen vor allem in der Magengrube (Epigastrium), und er reagierte sehr empfindlich auf jeden Druck im Bereich des gesamten Oberbauchs; er klagte über Brechreiz, hatte einen rötlichen Kopf und eine etwas beschleunigte Atmung. Diese Symptome lenkten den Verdacht auf eine akute Pankreatitis, zusätzliche Untersuchungen bestätigten dies. Die laborchemischen Kontrollen ergaben deutlich erhöhte Werte von Amylase im Blutserum und im Urin, auch Lipase und Trypsin waren erhöht. Die Ultraschalluntersuchung zeigte ein leicht ödematös geschwollenes Gewebe der Bauchspeicheldrüse, wie es typisch ist für eine akute Entzündung (siehe auch Seite 170). Deren Auslöser waren das allzu reichliche, gute Essen und Trinken gewesen.

Eine akute Pankreatitis ist immer ein Notfall, weil es dabei zu einer Selbstverdauung des Organs kommen kann. Es kommt vor allem darauf an, die Bauchspeicheldrüse ruhigzustellen. Der Patient lehnte die Überweisung in ein Akutkrankenhaus strikt ab, er ließ sich in diesem Entschluß trotz allen Zuredens auch nicht umstimmen. Deshalb mußten wir rasch handeln.

Plötzlich in der Nacht: Starke Schmerzen in der Magengrube, Brechreiz, beschleunigter Atem

Bei einer akuten Pankreatitis kann es zu einer Selbstverdauung der Bauchspeicheldrüse kommen

In den ersten Tagen: Fasten und spezielle Infusionen

Herr A. H. bekam nichts zu essen und auch nichts zu trinken, um eine sekretorische Ruhigstellung der entzündeten Bauchspeicheldrüse zu gewährleisten. Was sein Körper unbedingt benötigte, erhielt er mit Infusionen zugeführt – vor allem Flüssigkeit, die mit Glukose als Energielieferant sowie mit den Vitaminen des B-Komplexes einschließlich Folsäure, mit Calcium, Magnesium, Kalium, Phosphor sowie mit Selen

Die Bauchspeicheldrüse

gegen die Entzündung angereichert war. Die erhöhten Amylasewerte im Blut normalisierten sich daraufhin schnell. Die orale Karenz zog sich über volle drei Tage hin.

Nachdem die akute Phase überstanden war, erfolgte allmählich die Wiederherstellung. Der Patient erhielt weiterhin Infusionen sowie zusätzliche Pankreas-Enzyme (siehe Seite 209). Am vierten Tag trank er etwas Tee, den er ohne Beschwerden vertrug. Es folgten einige Tage mit gut gesalzenem Hafer- und Reisschleim und dann der langsame Übergang auf eine Pankreas-Schonkost (siehe auch Seite 185). Dabei wurden zunächst fettarmes Eiweiß zugegeben und später Spezialfette mit sogenannten mittelkettigen Triglyceriden (deren Verwertung die Bauchspeicheldrüse schont, weil sie selbst ohne das Enzym Lipase vom Körper aufgenommen werden).

Die Pankreas-Schonkost enthält unter anderem fettarmes Eiweiß sowie Spezialfette mit mittelkettigen Triglyceriden

Herr A. H. wurde im Rahmen unserer ganzheitlichen Therapie unterstützend behandelt: mit der Immun-Therapie mit Thymosand® (siehe Seite 192), um die Abwehrkräfte zu regulieren und um allgemeine Ordnungskräfte zu harmonisieren; mit Immunseren (siehe Seite 190), deren Antikörper insbesondere gezielt die Zellen der Bauchspeicheldrüse bei der Regenerierung unterstützten und darüber hinaus auch die Leber aktivierten; mit den Präparaten unserer Vital-Plus-Therapie (siehe Seite 195), um vor allem einen Mangel an den fettlöslichen Vitaminen A, D, E, K zu beseitigen sowie fehlendes Calcium und Eisen zu substituieren.

Dank dieser Maßnahmen erholte sich der Patient sehr schnell von der akuten Pankreatitis. Sein Aufenthalt im Schwarzwald Sanatorium Obertal dauerte dennoch länger als vorgesehen, weil Herr A. H. erst 14 Tage später mit der geplanten Aktivtherapie beginnen konnte. Als er abreiste, fühlte er sich wieder topfit und voll leistungsfähig. Um seine wiedergewonnene Gesundheit zu bewahren, hatte er sich fest vorgenommen, seine Bauchspeicheldrüse zu schonen – indem er keinen Alkohol trinken und künftig selbst bei Geschäftsessen das Fett soweit wie möglich meiden wollte.

Chronische Pankreatitis: Störung von Stoffwechsel und Verdauung

Frau S. L., 54 Jahre, Verkaufsleiterin, brachte ihre eigene Diagnose gleich mit, als sie zu uns ins Schwarzwald Sanatorium Obertal kam. Sie war fest davon überzeugt, »etwas am Darm zu haben«. Anders konnte sie sich ihre Beschwerden nicht erklären. Sie hatte häufig unter einem starken Völlegefühl und unter sehr unangenehmen Blähungen zu leiden, gelegentlich auch unter leichten Schmerzen in der Magengrube. Immer wieder traten Durchfälle auf, auch sonst war der Stuhlgang sehr weich und glänzend. Daß sie in den letzten Jahren zunehmend an Gewicht verloren hatte, ohne vorsätzlich weniger gegessen zu haben, erschien der Frau als eine geradezu zwangsläufige Folge der vermeintlichen Darmerkrankung. Nicht erklären konnte sie sich, daß ihr Herz seit einiger Zeit unregelmäßig schlug, also Herzrhythmusstörungen auftraten. Die Ursache dafür sollten wir herausfinden und vor allem »den Darm wieder gesund machen«, wünschte die Patientin.

Bereits in diesem Bericht von Frau S. L. waren uns Leitsymptome aufgefallen, die charakteristisch sind für eine chronische Entzündung der Bauchspeicheldrüse (siehe auch Seite 174). Die gründliche Untersuchung samt Ultraschall und Laborkontrollen erbrachten die

Beschwerden: Völlegefühl, Blähungen, leichte Schmerzen in der Magengrube, Durchfall, Herzrhythmusstörungen

Die Bauchspeicheldrüse

Bestätigung. Bei der Patientin bestand eine Pankreas-Insuffizienz: Bedingt durch eine chronische Entzündung war so viel funktionstüchtiges Gewebe (Parenchym) zerstört worden, daß die Bauchspeicheldrüse nicht mehr genügend Enzyme für die Verdauung der Nahrungsmittel herstellen und absondern konnte.

Es lag nicht am Darm

Anhand dieser Diagnose konnten wir der Patientin alle ihre Beschwerden erklären. Die leichten Schmerzen in der Magengrube waren Anzeichen von wiederholten Entzündungen gewesen, die im Laufe der Jahre in eine chronische Pankreatitis übergegangen waren. Der Mangel an Verdauungsenzymen bedingte, daß die Darmflora mit den nützlichen Bakterien geschädigt wurde und die Nährstoffe nicht mehr richtig verwertet werden konnten. Folge dessen waren die Gewichtsabnahme, die häufigen Durchfälle und der weiche, glänzende »Fettstuhl« (Steatorrhoe), die Blähungen und das Völlegefühl – und sogar die Herzrhythmusstörungen. Diese waren darauf zurückzuführen, daß mangels der Enzyme aus der Bauchspeicheldrüse auch nicht ausreichend Magnesium sowie zuwenig andere Mineralstoffe und Vitamine im Darm resorbiert werden konnten.

Die Ursache der chronischen Pankreatitis konnten wir nicht abklären; Mißbrauch von Alkohol schied aus, weil unsere Patientin versicherte, nur gelegentlich zum Essen einen guten Wein zu trinken. Im Rahmen der Therapie wurden von nun an die Enzyme der Bauchspeicheldrüse regelmäßig mit Präparaten zugeführt, um den Mangel daran auszugleichen und um das Organ zu entlasten. Auf Alkohol mußte konse-

> *Entzündungen hatten nach und nach zu einer chronischen Pankreatitis geführt*

quent verzichtet werden, weil selbst ein Glas Wein in diesen Fällen zuviel ist. Für zwei Wochen wurde eine Schonkost (siehe auch Seite 185) eingehalten, die sehr wenig Fett enthielt, und zwar vorwiegend leichtverdauliche mittelkettige Triglyceride, kaum Zucker und keine Eier, weil diese die Bauchspeicheldrüse reizen. Danach wurde die Ernährung auf eine leichte, vollwertige Kost umgestellt. Die Nahrungsmittel wurden auf mehrere kleinere Mahlzeiten verteilt, und nach jeder Mahlzeit wurde ein Lendenwickel (siehe Seite 218) angelegt, um die Verdauung zu unterstützen.

Nach jeder Mahlzeit gab es einen Lendenwickel

Hilfe durch die Dreieck- und Vital-Plus-Therapie

Darüber hinaus wurde Frau S. L. mit zusätzlichen Maßnahmen behandelt, die zur Dreieck-Therapie im Schwarzwald Sanatorium Obertal gehören. Die Immun-Therapie mit Thymosand® (siehe Seite 192) diente sowohl der Stärkung der Abwehrkräfte gegen die chronische Pankreatitis als auch einer umfassenden Regulierung des Immunsystems. Die Immunseren (siehe Seite 190) mit spezifischen Antikörpern für die Zellen von Bauchspeicheldrüse und Leber besserten Zustand und Funktion beider Organe; dieselbe Wirkung hatten homöopathische Arzneimittel (siehe Seite 211). Durch eine Symbioselenkung (siehe Seite 206) wurde die Wiederherstellung einer gesunden Darmflora unterstützt. Mit den Präparaten unserer Vital-Plus-Therapie (siehe Seite 195) wurden Vitamine, Mineralstoffe und Spurenelemente zugeführt, an denen es der Patientin mangelte.

Um dieses Defizit möglichst rasch vollends zu beseitigen, verordneten wir eine umfassende Substitution mit den vier Säulen der Vital-Plus-Therapie nach diesem Tagesplan: Morgens auf nüchternen Magen eine

Zur Anwendung kamen die vier Säulen der Vital-Plus-Therapie

Die Bauchspeicheldrüse

Brausetablette Vicorell® mit ausgewählten Vitaminen; nach dem Frühstück das Pulver aus einem Beutel Minerell® mit Mineralstoffen und Vitaminen sowie in Kapseln Antioxirell® mit den Vitaminen C und E, mit Beta-Carotin, Selen und MCT-Fetten; nach dem Mittagessen vier Kapseln Aminorell® mit Aminosäuren und wichtigen Spurenelementen, insbesondere Zink; nach dem Abendessen dieselbe Kombination aus Minerell® und Antioxirell® wie nach dem Frühstück. (Was diese Nahrungsergänzungsmittel im einzelnen enthalten, ist ab Seite 197 nachzulesen.)

Im Verlauf dieser Behandlung vergingen alle Beschwerden schon bald und das Befinden unserer Patientin besserte sich wesentlich. Sie hatte bereits drei Pfund zugenommen, als sie nach vier Wochen abreiste. Mit nach Hause nahm sie einen Ernährungsplan für eine Kost, die schonend für die Bauchspeicheldrüse war, sowie die Empfehlung, weiterhin die vier Säulen anzuwenden (es gibt sie rezeptfrei in allen Apotheken).

Die Präparate der Vital-Plus-Therapie kann man rezeptfrei in der Apotheke kaufen

Frau S. L. hielt sich daran, wie sie uns ein halbes Jahr später berichtete, als sie zur Nachuntersuchung kam. Diese ergab, daß sich der Zustand stabilisiert hatte und das Befinden unverändert gut war. Unsere Patientin fühlte sich gesund; entzündliche Schübe traten nie wieder auf.

Was Patienten selbst gegen Erkrankungen der Bauchspeicheldrüse tun sollten

Sofort den Arzt rufen

Das gilt insbesondere bei einer akuten Entzündung der Bauchspeicheldrüse, die stets ein Notfall ist (siehe Seite 169).

Therapie

Keinen Tropfen Alkohol mehr trinken
Alkohol ist in den weitaus meisten Fällen ursächlich an einer chronischen Entzündung der Bauchspeicheldrüse beteiligt. Deshalb ist der konsequente Verzicht darauf die wichtigste Voraussetzung für den Erfolg der gesamten Therapie. Wie nützlich die Alkoholkarenz ist, beweist die ärztliche Erfahrung, daß allein dadurch bei etwa 40 Prozent der Patienten die Beschwerden deutlich gelindert werden.

Die Ernährung der Erkrankung anpassen
Das erfordert zwar eine ganze Reihe von Maßnahmen, die aber relativ einfach durchzuführen sind – und die sich in jedem Fall lohnen.

- Weniger Fett essen; es sollte nur noch einen Anteil von 20 bis 25 Prozent an der gesamten Energiezufuhr haben (Eiweiß ebensoviel, während Kohlenhydrate die restlichen 50 bis 60 Prozent ausmachen). Zu meiden sind vor allem hocherhitzte Fette wie braune Butter und fettdurchtränkte Speisen wie Pfannkuchen, zumal diese nicht gut verträglich sind. Fleisch und Fisch sind durch Kochen, Dämpfen, Dünsten, Grillen mit möglichst wenig oder ganz ohne zusätzliches Fett zuzubereiten. Diätmargarine ist häufig bekömmlicher als Butter. Bei einer sogenannten Steatorrhoe (siehe Seite 175) mit Fett im Stuhl nur mittelkettige Triglycoride verzehren; sie sind mit einer speziellen Margarine aus dem Reformhaus erhältlich.
- Die Nährstoffe ergänzen, von denen wegen der gestörten Verdauung nicht mehr genügend aus den Nahrungsmitteln aufgenommen werden können. Dieser Mangel betrifft in erster Linie die fettlöslichen Vitamine A, D, E, K. Zusätzlich sollten täglich

Wird der Alkoholkonsum gestoppt, bessert sich das Befinden bei etwa 40 Prozent der Patienten

Mageres Fleisch und Fisch ohne beziehungsweise mit ganz wenig Fett kochen, dünsten oder grillen

Die Bauchspeicheldrüse

mindestens 1,5 Gramm Calcium aufgenommen werden. Sie können mit sogenannten Nahrungsergänzungsmitteln aus dem Vital-Plus-Programm (siehe Seite 195) in ausreichender Dosis zugeführt werden.

Sechs bis acht kleinere Mahlzeiten sind verträglicher als drei große

- Das Essen auf häufigere, kleinere Mahlzeiten verteilen; sechs bis acht Portionen sind von der chronisch kranken Bauchspeicheldrüse besser zu verwerten als die üblichen drei großen Hauptmahlzeiten. Dazu noch ein Ratschlag: »Etwas Warmes im Magen« kann das Befinden beträchtlich bessern; das muß nicht einmal eine warme Speise, das kann auch eine Tasse warmer Kamillen- oder Hagebuttentee nach dem Essen sein.
- Nahrungsmittel meiden, die schlecht verträglich sind, wie fette und geräucherte Fleischgerichte und Fleischwaren, sehr fetthaltige Backwaren (zum Beispiel Torten) und Zutaten (zum Beispiel Mayonnaise), Süßigkeiten aller Art, blähende Gemüse (Kohl, Hülsenfrüchte, Zwiebeln), rohes Obst außer Bananen (Säfte sind besser), Vollkornbrot und Pumpernickel sowie andere Nahrungsmittel mit reichlich unverdaulichen Faserstoffen (die in diesen Fällen nicht bekömmlich sind).

Enzyme, welche die Bauchspeicheldrüse nicht mehr zur Verfügung stellt, müssen in Form von Präparaten eingenommen werden

Den Anweisungen des Arztes Folge leisten

Verschreibt er die Zufuhr der Enzyme, die von der Bauchspeicheldrüse nicht mehr in genügend großen Mengen abgegeben werden, müssen diese Präparate regelmäßig und ausreichend eingenommen werden. Sie enthalten vor allem die fettspaltenden Lipasen (siehe Seite 163), weil insbesondere die Verdauung der Fette beeinträchtigt ist – obgleich alle Enzyme bei einer chronischen Pankreatitis vermindert sind. Falls

Therapie

erforderlich, werden dem Patienten auch die Amylasen und Proteasen der Bauchspeicheldrüse als Enzyme für die Verwertung von Kohlenhydraten und Eiweiß von außen zugeführt. Diese Substitution der Enzyme kann sogar die Schmerzen lindern. Sind diese zu stark, müssen schmerzstillende Medikamente eingenommen werden – jedoch nur solche, die der Arzt verschreibt!

Schmerzstillende Medikamente ergänzen die Enzymtherapie

4 Unsere Dreieck-Therapie

Die Dreieck-Therapie, das ist jene spezielle Behandlungsform, die wir am Schwarzwald Sanatorium Obertal für die Organe des inneren Dreiecks – Leber, Galle Bauchspeicheldrüse – entwickelt haben und praktizieren. Dazu zählen unter anderem: Immun-Therapie mit Antikörpern sowie mit Thymus-Peptiden, Vital-Plus-Therapie, Sauerstoff-Therapie, Neuraltherapie, Enzymtherapie, Phytotherapie, Ernährungstherapie. Warum es dabei im einzelnen geht, erfahren Sie in diesem Kapitel.

Was Leber, Galle und Bauchspeicheldrüse am besten hilft

Leber, Galle und Bauchspeicheldrüse bilden eine funktionelle Einheit; der Zustand und die Tätigkeit des einen Organs kann auch die Funktion der anderen beeinflussen. Das ist nicht nur beim gesunden Menschen so, wie es in den vorherigen Kapiteln beschrieben wurde, sondern es ist auch bei bestimmten Krankheiten der Fall, wie aus der Schilderung von Patientengeschichten deutlich geworden ist. Aus

Was Leber, Galle, Bauchspeicheldrüse am besten hilft

diesem Grunde genügt es häufig nicht, lediglich eine Ursache zu beseitigen, um eine dauerhafte Heilung oder zumindest eine deutliche Besserung zu erreichen. Jeder Patient sollte nach einem individuellen, ganzheitsmedizinischen Therapiekonzept behandelt werden, das nicht auf ein Organ begrenzt ist, sondern die Gesamtheit von Körper, Geist und Seele erfaßt.

Diese Forderung wird bei der täglichen ärztlichen Arbeit am Schwarzwald Sanatorium Obertal erfüllt. In dieser Privatklinik für innere Medizin und Naturheilverfahren werden – wie ihr Name besagt – die besten Möglichkeiten aus beiden Richtungen kombiniert, nämlich die klassischen Methoden der inneren Medizin und die moderne Immun-Therapie mit den bewährten Verfahren der Naturheilkunde, die in diesem Kapitel erklärt werden.

Die Naturheilkunde ist laut Lexikon »die Lehre der Krankheitsbehandlung, die auf die Steigerung der dem Menschen innewohnenden Naturheilkräfte hinzielt; diese müssen unterstützt, krankheitsfördernde Faktoren ausgeschaltet werden«. Das trifft voll und ganz auf die Verfahren zu, die aufgrund unserer ärztlichen Erfahrung in der Dreieck-Therapie für die Behandlung von Erkrankungen der Leber, Galle und Bauchspeicheldrüse zusammengefaßt sind. Vorab dazu noch drei Anmerkungen.

1. Nicht jeder Patient muß mit allen diesen Therapien behandelt werden. Es werden jeweils ganz individuell die Verfahren ausgewählt und kombiniert, die in dem betreffenden Fall den bestmöglichen Erfolg versprechen.

2. Zusätzlich können weitere Naturheilverfahren angewendet werden und auch Methoden der inneren Medizin, falls das erforderlich sein sollte. Bei-

> *Da Leber, Galle und Bauchspeicheldrüse eine funktionelle Einheit bilden, muß bei der Behandlung nach einem ganzheitsmedizinischen Therapiekonzept vorgegangen werden*

Die Dreieck-Therapie

spielsweise kann bei bakteriellen Entzündungen der Gallenwege (siehe Seite 141) auf den Einsatz von Antibiotika nicht verzichtet werden, und häufig wird eine Symbioselenkung (siehe Seite 206) durchgeführt. Bei der Auswahl der Präparate wird darauf geachtet, daß ihre Wirkung so groß wie nötig ist und ihre Nebenwirkungen so gering wie möglich sind.

3. Die folgenden Ausführungen zu den einzelnen Verfahren beruhen auf dem heutigen Wissensstand. Es können weitere Erfahrungen aus der Praxis oder neue Erkenntnisse aus der Forschung hinzukommen – vielleicht morgen schon. Auch die Naturheilverfahren werden ständig verbessert und erweitert.

Immun-Therapie mit Antikörpern: Reiz zur Regeneration

Gesundwerden durch eigene Kraft – das ermöglicht diese Therapie erschöpften, geschädigten, kranken Organen. Die Mittel zu diesem Zweck sind sogenannte Immunseren mit spezifischen Antikörpern.

Bereits mit geringsten Mengen an Antikörpern lassen sich gute Erfolge erzielen

Diese Antikörper wirken gezielt auf das Organ, für das sie bestimmt sind. In geringsten Mengen können sie dort größte Erfolge zeigen. Sie bewirken einen Reiz zur Regeneration und darüber die Wiederherstellung der Funktion des Organs. Durch den Aufbau neuer Zellen und Zellstrukturen erhält es seinen normalen Funktionszustand zurück und gewinnt wieder größere Leistungsfähigkeit, bis hin zur vollen Aktivität wie zuvor.

Auf diese Weise ist das Immunserum für die Leber ein äußerst wichtiges Mittel bei der Behandlung von Fettleber und chronischer Entzündung der Leber (Hepatitis). Das Immunserum für das Pankreas ist ebenso nützlich bei einer Organschwäche (Insuffizienz) in-

Immun-Therapie mit Antikörpern

folge chronischer Entzündung der Bauchspeicheldrüse (Pankreatitis) wie bei der beginnenden Zuckerkrankheit (Diabetes mellitus). Beide Immunseren werden wegen der vielfältigen Verflechtungen beider Organe in der Regel gemeinsam angewendet.

Zusätzlich können Kombinationsseren eingesetzt werden, die nicht nur eine Art von Antikörpern, sondern verschiedene für mehrere Organe enthalten. Mit ihnen läßt sich eine Therapie verwirklichen, durch die auch andere Gewebe und Organe in ihrem Zustand und Zusammenwirken verbessert und in ihrer Funktion angeregt werden, um die Heilung beziehungsweise Besserung von Leber, Galle und Bauchspeicheldrüse zu unterstützen.

Kombinationsseren enthalten verschiedene Antikörper für mehrere Organe

Immun-Therapie + Akupunktur = Seropunktur

Bei der Behandlung werden die Immunseren in die Haut injiziert. Das kann zwar an jeder Körperstelle geschehen, denn die Antikörper aus ihnen gelangen mit dem Blut zu dem Organ, in dem sie wirksam werden. Aber ihre Wirkung läßt sich noch verstärken, wenn diese Immun-Therapie mit der Akupunktur zur Seropunktur kombiniert wird: In die Akupunkturpunkte der Haut werden keine Nadeln gesetzt, sondern es wird das Immunserum für das zu behandelnde Organ gespritzt. Es entsteht eine kleine Quaddel, die doppelt gut wirksam ist. Zum einen ist sie ein länger andauernder Reiz, der die Wirkung der Akupunktur verstärkt. Zum anderen ist sie ein Depot, aus dem die Antikörper allmählich freigesetzt werden.

Bei der Seropunktur von Leberkrankheiten wird das Leberserum in den Punkt B 18 des sogenannten Blasenmeridians injiziert. Dieser »Zustimmungspunkt der Leber« liegt auf der Rückseite des Körpers zwischen

Zur besseren Wirksamkeit wird das Immunserum in die das Organ betreffenden Akupunkturpunkte gespritzt

Die Dreieck-Therapie

neunter und zehnter Rippe links und rechts neben der Wirbelsäule. Der Punkt B 19 als »Zustimmungspunkt der Gallenblase« für dieselbe Therapie bei Gallenerkrankungen sitzt ebenfalls dort, nur ein wenig tiefer. Weil Erkrankungen von Leber und Galle eng zusammenhängen, werden bei der Seropunktur in der Regel auch beide Punkte behandelt. Für das Pankreas gibt es entsprechende Punkte.

Immun-Therapie mit Thymus-Peptiden: Regulation zum Gesunden

Zunächst einmal soll der Begriff erklärt werden: Thymus-Peptide sind spezifische Wirkstoffe aus der Thymusdrüse, die direkt hinter dem Brustbein sitzt. Sie haben eine regulierende Wirkung auf das körpereigene Immunsystem und sind deshalb ein Biological Response Modifier (BRM), ebenso wie die sogenannten Interferone und Interleukine. Von den immunbiologischen Wirkungen der Thymus-Peptide sind vier als besonders wichtig erkannt:

Die vier wichtigsten Wirkungen der Thymus-Peptide

1. auf das Knochenmark, in dem sie die Freisetzung von weißen Blutkörperchen (Lymphozyten) zur weiteren Ausbildung fördern;
2. auf die Thymusdrüse, in der sie zumindest eine teilweise Regeneration erreichen;
3. auf Steuerungszentralen im Gehirn;
4. und vor allem auf die Lymphozyten aus dem Knochenmark, die dadurch als T-Lymphozyten (T steht für Thymus) zu vollwertigen Bestandteilen des Immunsystems werden.

Was die einzelnen Gruppen der thymusabhängigen Lymphozyten bewirken

Von diesen thymusabhängigen Lymphozyten gibt es verschiedene Gruppen mit speziellen Aufgaben:
- T-Killerzellen, die eingedrungene Erreger angreifen und unschädlich machen;

Immun-Therapie mit Thymus-Peptiden

- T-Helferzellen, die in solchen Notfällen weitere Abwehrkräfte alarmieren;
- T-Suppressorzellen, die nach erfolgreicher Abwehr die Immunkräfte hemmen und dadurch überschießende Reaktionen verhindern;
- T-Gedächtniszellen, die die Erinnerung an dieses Geschehen bewahren und deshalb beim nächsten Angriff desselben Erregers eine noch schnellere Abwehr ermöglichen.

Sie alle werden in der Thymusdrüse gewissermaßen geschult, die deshalb ein überaus wichtiges Zentralorgan für die Entwicklung und Steuerung des Immunsystems ist.

Zur Anwendung bei der Immun-Therapie gelangen die Thymus-Peptide mit dem Präparat Thymosand®, das mit Injektionen verabreicht wird. Es wurde am Schwarzwald Sanatorium Obertal entwickelt und wird jetzt von der Firma Sanorell-Pharma hergestellt, die dafür eine Herstellungserlaubnis nach dem Arzneimittelgesetz besitzt.

Ein eigenes, patentiertes Verfahren gewährleistet die Sicherheit des Immunpharmakons. Es garantiert, daß selbst kleinste Krankheitserreger ausgeschlossen werden; Prionen als Auslöser der Rinderseuche BSE sowie Viren sind mit Sicherheit in dem Arzneimittel nicht enthalten. Und auch mit Frischzellen haben die Thymosand®-Peptide nichts zu tun. Selbst mit dem Elektronenmikroskop sind im fertigen Arzneimittel weder Bruchstücke der Zellwände noch Bestandteile aus dem Zellinneren nachzuweisen. Das ist ein grundlegender Unterschied zu der Therapie mit Frischzellen. Anders als diese stehen deshalb die Thymosand®-Peptide nach wie vor unumstritten für die Behandlung zur Verfügung. Strenge Kontrollen garantieren höch-

Thymosand® ist ein absolut sicheres Immunpharakon; die Behandlung damit ist nicht einer Therapie mit Frischzellen gleichzusetzen

Die Dreieck-Therapie

ste Reinheit sowie gleichbleibende Qualität. Thymosand® ist ein standardisiertes Präparat, auf seine Wirkung ist Verlaß.

So wirkt Thymosand®

Durch Thymosand® werden die körpereigenen Abwehrkräfte gestärkt

Die Wirkung von Thymosand® ist eine Immunmodulation, also eine gezielte Verbesserung der körpereigenen Abwehrkräfte zum Normalen und Gesunden. Bestehen übermäßige Immunreaktionen, werden diese gehemmt; ist die Immunabwehr zu schwach, wird sie gestärkt. Das ist, unter anderem, bei Virusinfektionen der Leber (Hepatitiden) von großem Nutzen: Thymosand® dient der Vorbeugung und der beschleunigten Ausheilung von Virusinfekten. Bei seiner Anwendung gegen Hepatitis-B-Viren (siehe Seite 84) sind eine schnellere Regenerierung der T-Zellen und größere Mengen (Titer) von Antikörpern zu erreichen, wurde auf dem 3. Internationalen Experten-Forum Immun-Therapie in Athen (Griechenland) vorgetragen. Allerdings müssen infektiöse Hepatitiden, insbesondere die akuten Leberentzündungen, in den Infektionsabteilungen von Krankenhäusern behandelt werden.

Thymosand® ist zudem wirksam gegen sogenannte Autoimmunprozesse, wie sie auch bei Erkrankungen der Leber ablaufen können: Wenn Immunzellen körpereigenes Gewebe als fremd verkennen und angreifen, korrigieren die Thymus-Peptide diesen Irrtum.

Thymosand® normalisiert und harmonisiert also die Funktionen des Immunsystems, es schafft damit die Voraussetzung für Gesundung beziehungsweise Besserung. Über diese Immunmodulation hinaus hat das Präparat noch eine weitere wertvolle Wirkung: Die Thymus-Peptide greifen in allgemeine Ordnungsprinzipien des Organismus ein. So beeinflussen sie über Steuerungszentren im Gehirn wie Hypophyse und Hypothalamus sowohl das Nervensystem als auch das Hormonsystem – und darüber auch die Funktion von Leber, Galle und Bauchspeicheldrüse.

Übrigens: Die Immun-Therapie mit Thymosand® wird bereits seit 1977 am Schwarzwald Sanatorium Obertal praktiziert. Unsere Ärzte waren die ersten in Deutschland, die Thymus-Peptide in der Klinik anwendeten; sie haben deshalb die größten Erfahrungen damit.

Über Steuerungsmechanismen im Gehirn beeinflußt Thymosand® das Nerven- und Hormonsystem und damit auch Leber, Galle und Bauchspeicheldrüse

Vital-Plus-Therapie: Die richtigen Nährstoffe in der richtigen Menge

Sie ist ebenfalls eine Besonderheit des Schwarzwald Sanatoriums Obertal: Die Vital-Plus-Therapie mit Vitaminen, Mineralstoffen, Spurenelementen, essentiellen (lebensnotwendigen) Amino- und Fettsäuren wurde von unseren Ärzten entwickelt. Sie beruht auf den Grundlagen der sogenannten Orthomolekularen Medizin; damit ist eine Behandlung mit den richtigen Molekülen in der richtigen Dosierung gemeint. Die richtigen Moleküle sind die oben genannten ganz natürlichen Nährstoffe. Die richtige Dosierung ist abhängig vom Ziel der Vital-Plus-Therapie. Sie kann bei Erkrankungen von Leber, Galle und Bauchspeicheldrüse sowohl zur Beseitigung von Mangelzuständen (Substitution) als auch zur Unterstützung der anderen Behandlungsmethoden (Adjuvans) angewendet werden.

Mangelzustände entstehen, wenn etwa bei Störungen der Funktionen von Galle und Bauchspeicheldrüse im Darm nicht mehr genügend fettlösliche Vitamine aus den Nahrungsmitteln aufgenommen wer-

Die Vital-Plus-Therapie beruht auf der Orthomolekularen Medizin

Die Dreieck-Therapie

den können. Dann müssen die Vitamine A, D, E und K von außen mit den sogenannten Nahrungsergänzungsmitteln zugeführt werden. Gleiches gilt unter anderem bei einem Mangel an den Mineralstoffen Calcium und Magnesium, der eine weitere Folge von Alkoholmißbrauch sein kann, sowie an dem Spurenelement Zink, das bei chronischen Leberleiden häufig fehlt.

Radikalfänger und mehr

Die Behandlung kann durch die Vital-Plus-Therapie auf verschiedene Weise unterstützt werden. Beispielsweise durch den Einsatz der Vitamine C und E, der Vitamin-Vorstufe (Provitamin) Beta-Carotin, des Spurenelements Selen als natürliche Radikalfänger. Dieser Beiname beschreibt ihre Funktion: Sie machen sogenannte freie Radikale unschädlich, die von außen in den Körper gelangen und auch im Organismus selbst entstehen. Das sind außerordentlich aggressive chemische Substanzen, die Zellstrukturen zerstören und Erbmaterial verändern und dadurch den Menschen krank machen können. Bei allen Entzündungen ist die Anwendung dieser Radikalfänger angezeigt.

Ihre heilsame Wirkung ist durch klinische Studien belegt. So konnten japanische Mediziner die Fälle von Serum-Hepatitis (siehe Seite 84) durch Bluttransfusionen bei nahezu allen Patienten verhindern, die hohe Gaben von 2 bis 6 Gramm Vitamin C pro Tag erhielten. Dabei kam ganz sicher auch eine Stärkung der Immunabwehr und eine Verhinderung der Verdoppelung (Replikation) von Viren durch das Vitamin C zur Wirkung. Und in Rostock stirbt kaum noch ein Patient an akuter Pankreatitis (siehe Seite 169), seitdem dort diese lebensbedrohlichen Fälle mit 500 Mikrogramm Selen und

Vitamin C und E, Provitamin Beta-Carotin und Selen treten gegen freie Radikale im Körper an

1,5 Gramm Vitamin E (D-alpha-Tocopherol) behandelt werden. Ähnlich gute Erfolge werden mit derselben Kombination der beiden Radikalfänger bei der Behandlung von Alkohol-Hepatitis (siehe Seite 91) erreicht.
Bei Leberleiden ist mit Hilfe ausgewählter Nährstoffe zumindest eine Besserung im Befinden der Patienten zu erreichen. Und zwar durch den Vitamin-B-Komplex, zu dem die Vitamine B_1, B_6 und B_{12}, Nicotinamid und Folsäure gehören; durch die essentielle Aminosäure Methionin, die als Baustein größerer Eiweißmoleküle unentbehrlich ist; durch die Substanz Cholin als Bestandteil von Lecithin. Ist es bereits zu Fettstoffwechselstörungen gekommen, müssen die fettlöslichen Vitamine A, D, E, K sowie die Vitamin-Vorstufe Beta-Carotin dem Patienten verabreicht werden.

Die vier Säulen der Vital-Plus-Therapie

Alle genannten Nährstoffe für die Substitution von Mangelzuständen sowie als Adjuvantien bei der Behandlung von Erkrankungen der Leber, Galle und Bauchspeicheldrüse gehören zu den Mitteln der Vital-Plus-Therapie. Sie sind in vier sogenannten Säulen enthalten, mit denen sie je nach Fall individuell zusammengestellt und genau dosiert werden können. Diese bestehen aus:
1. Brausetabletten (Vicorell®) mit den Vitaminen B_1, B_2, B_6, B_{12}, Folsäure, Biotin, Pantothensäure, Nicotinamid, Vitamin C und dem Spurenelement Eisen.
2. Weichgelatinekapseln (Antioxirell®) mit den Vitaminen C und E, dem Provitamin Beta-Carotin, dem Spurenelement Selen und MCT-Fetten.
3. Hartgelatinekapseln (Aminorell®) mit Aminosäuren der Hefe sowie mit den Spurenelementen Zink, Mangan, Kupfer, Molybbän, Chrom, Vanadium.

Die Wirkstoffe in den vier Säulen der Vital-Plus-Therapie sind optimal aufeinander abgestimmt

Die Dreieck-Therapie

4. Pulver (Minerell®) mit den Mineralstoffen Calcium, Kalium, Magnesium und mit den Vitaminen C, D, K.

Die vier Säulen können auch mit anderen Präparaten aus der Orthomolekularen Medizin kombiniert werden

Falls erforderlich, werden diese vier Säulen bei der Behandlung durch weitere Präparate im Sinne der Orthomolekularen Medizin ergänzt. Etwa durch Ascorell®, das aus reinem Vitamin C (Ascorbinsäure) besteht, oder durch Tocorell®, das Vitamin E in Form von D-alpha-Tocopherol enthält, um mit deren höherem Gehalt vom Nährstoff rascher die beabsichtigte Wirkung zu erreichen. Oder durch Magnorell® mit Magnesium als Injektionslösung beziehungsweise in Lutschtabletten sowie Zinkorell® als Injektionslösung für die bessere Verwertung von Zink durch den Organismus beziehungsweise als Lutschtablette für die Zufuhr des Spurenelements.

Am Anfang kurzzeitig höhere, dann langfristig niedrigere Dosierungen

Für die Behandlung mit der Vital-Plus-Therapie gibt es zwar keine starren Vorschriften, wohl aber eine Faustregel: Zu Beginn höhere Dosen für eine relativ kurze Zeit, um eine stärkere Wirkung zu erreichen beziehungsweise um Mangelzustände rasch auszugleichen; über längere Zeit oder sogar auf Dauer eine niedrigere Erhaltungsdosis, um Rückfälle zu verhindern und die Gesundheit zu erhalten. Daraus ergibt sich, daß die unter ärztlicher Anleitung im Schwarzwald Sanatorium Obertal begonnene Behandlung von Patienten zu Hause fortgesetzt wird. Das ist leicht möglich, denn die vier Säulen sind rezeptfrei in allen deutschen Apotheken erhältlich.

Sauerstofftherapien: Mit einer Infusion, in drei Schritten

Sauerstoff ist das Lebenselixier – jede einzelne Zelle braucht ihn, um durch Verbrennung die Energie zu gewinnen, die sie benötigt, um ihre Funktionen zu

Sauerstofftherapien

erfüllen und dadurch den Menschen am Leben zu erhalten. Ganz ohne Sauerstoff kann deshalb der Mensch nur wenige Minuten existieren. Ein andauernder Mangel an Sauerstoff kann mit der Zeit Organe krank machen. Das Entstehen einer Fettleber (siehe Seite 69) bei Mißbrauch von Alkohol kommt nicht nur durch dessen toxische Wirkung, sondern zudem durch den Sauerstoffmangel in den Leberzellen zustande.

Eine Fettleber resultiert sowohl aus Alkoholmißbrauch als auch aus Sauerstoffmangel

Andererseits ist die vermehrte Zufuhr von Sauerstoff erwiesenermaßen ein gutes Mittel zur Behandlung von Krankheiten. Sie verbessert die Durchblutung vor allem im Bereich der kleinsten Blutgefäße (Kapillaren) sowie den Stoffwechsel der Zellen. Sie verhilft dadurch gezielt Organen wieder zu einer normalen, gesunden Funktion. Sie stärkt ganz allgemein die Leistungsfähigkeit und das Wohlbefinden der Patienten. Es gibt verschiedene Möglichkeiten der Sauerstofftherapie. Im Schwarzwald Sanatorium Obertal werden mit gutem Erfolg vor allem zwei Methoden angewendet.

Ozon-Sauerstoff-Eigenblut-Infusionen

Hierfür werden den Patienten etwa 200 Milliliter Blut aus einer Vene im Arm entnommen, außerhalb des Körpers mit einem Gemisch von Ozon und Sauerstoff versetzt und unmittelbar darauf an derselben Stelle dem Kreislauf zurückgegeben. Diese Behandlung ist einfach in der Ausführung und praktisch schmerzlos. Sie zeitigt relativ bald ihre – bereits genannten – guten Wirkungen.

Sauerstoff-Intensiv-Therapie

Sie verläuft in drei Schritten:

Die Dreieck-Therapie

Nachdem über eine Maske vermehrt Sauerstoff eingeatmet wurde, wird dieser durch körperliche Bewegung in die optimale »Umlaufbahn« gebracht

1. Es wird etwa $1/2$ Stunde vor der Behandlung eine Lösung mit Vitaminen und Magnesium getrunken, damit die Zellen den vermehrten Sauerstoff besser verwerten können.
2. Es wird zwei Stunden lang über eine Maske ein Gasgemisch eingeatmet, das bedeutend mehr Sauerstoff enthält als die normale Atemluft.
3. Es wird durch körperliche Bewegung bei Gymnastik oder Laufen der Kreislauf angeregt, so daß dieser mit dem Blut den gerade aufgenommenen Sauerstoff rasch bis in die kleinsten Kapillaren und zu den entlegenen Zellen transportiert – auch in Leber, Galle und Bauchspeicheldrüse.

Sauerstoff-Aktiv-Therapie

Mehr zur Prophylaxe geeignet ist die Sauerstoff-Aktiv-Therapie im Schwarzwald Sanatorium Obertal. Dabei wird vom Patienten – jeweils individuell angepaßt – eine Leistung auf dem Fahrrad-Ergometer erbracht und derweilen Sauerstoff aus der Maske eingeatmet.

Neuraltherapie: Über Segmente, gegen Störfelder

Einem glücklichen Zufall ist dieses Verfahren der Naturheilkunde zu verdanken: Nachdem Dr. Ferdinand Huneke seiner Schwester ein Rheumamittel mit dem Wirkstoff Procain – entgegen den Anwendungsbestimmungen – in die Vene injiziert hatte, war die Patientin von ihrer Migräne befreit. Das geschah im Jahre 1925 in Düsseldorf. Damals konnte man sich diese Wirkung, die weit über eine bloße Schmerzstillung hinausgeht, nicht erklären.

Heute gilt als Grundlage der Neuraltherapie folgendes Prinzip: Injektionen von Medikamenten zur örtlichen Betäubung (Lokalanästhetika) normalisieren gestörte

Neuraltherapie

Energiepotentiale von Nervenzellen und darüber die Funktion des vegetativen Nervensystems, das gewissermaßen vollautomatisch alle lebenswichtigen Organe steuert. Sie schaffen damit eine fundamentale Voraussetzung für die Selbstheilung.

In unseren Tagen hat die Neuraltherapie auch als sogenannte Therapeutische Lohalanästhesie weltweit Anerkennung gefunden, nachdem sie als Neuraltherapie jahrzehntelang abgelehnt oder belächelt worden ist. Für ihre Anwendung gibt es drei Möglichkeiten: die Segmenttherapie, die Behandlung über Störfelder, die lokale Therapie.

Lokalanästhetika bewirken, daß gestörte Funktionen des vegetativen Nervensystems wieder normalisiert werden

Segmenttherapie

Sie beruht auf der Tatsache, daß begrenzte Segmente der Haut über Nervenbahnen mit bestimmten inneren Organen verbunden sind. Ist eines dieser Segmente überempfindlich oder schmerzhaft, läßt das auf eine Störung des zugehörigen Organs schließen. Damit ist zu erklären, warum bei einer Kolik der Gallenblase, die ja unter dem rechten Rippenbogen liegt, der Schmerz bis ins rechte Schulterblatt zu spüren ist. Umgekehrt läßt sich von dem oberflächlichen Segment aus über die Nervenbahnen eine therapeutische Wirkung an dem inneren Organ erreichen.

Zu diesem Zweck werden Arzneimittel, beispielsweise Lidocain oder Procain, dicht unter die Haut gespritzt, so daß eine Quaddel entsteht. Von dieser Stelle aus spannt sich ein sogenannter Reflexbogen aus dem Segment über Zentren im Gehirn zu dem erkrankten Organ und setzt dort Selbstheilungskräfte in Gang. Bei verschiedenen Erkrankungen der Gallenblase und der Gallenwege sowie der Leber werden diese Quaddeln bevorzugt an drei Stellen gesetzt,

Von bestimmten Hautsegmenten aus kann man über Nervenbahnen eine Behandlung der inneren Organe vornehmen

Die Dreieck-Therapie

und zwar im sogenannten Sonnengeflecht (Solar plexus) von Nerven in der Magengrube, an zwei Punkten am unteren Rippenbogen (Vogler'sche Punkte), im rechten abdominalen Grenzstrang – das ist ein Teil von zwei zusammengehörenden Nervenfasern des Sympathikus-Nervs, die beiderseits der Wirbelsäule von der Schädelbasis bis zur Steißbeinspitze verlaufen, dabei eine Reihe von Nervenknoten (Ganglien) verbinden und auch miteinander verbunden sind. Erkrankungen der Bauchspeicheldrüse werden grundsätzlich ebenso behandelt, jedoch werden die Quaddeln nicht an den rechten, sondern an den linken Grenzstrang gesetzt.

Behandlung über Störfelder

Die Störfelder müssen vor der Behandlung erst einmal aufgespürt werden. Das ist schwierig, weil theoretisch jede Stelle des Körpers zu einem Störfeld werden kann, das falsche Impulse an andere Organe aussendet und auf Dauer diese dadurch krank machen kann; jede chronische Krankheit kann durch solch ein Störfeld hervorgerufen werden. Am häufigsten jedoch sind Narben aller Art, wurzeltote Zähne, chronische Entzündungen der Mandeln (Tonsillitis), der Nasennebenhöhlen (Sinusitis), des Wurmfortsatzes vom Dickdarm (Appendizitis) die eigentlichen Ursachen. Auch überstandene Entzündungen von Leber, Galle und Bauchspeicheldrüse können zu solchen »Herden« werden, während umgekehrt andere Störfelder diese inneren Organe krank machen können.

Ist eine derartige Ursache erkannt, wird sie mit mehreren Injektionen eines Lokalanästhetikums unterspritzt. Dadurch wird das Störfeld ausgeschaltet und die Beschwerden können rasch vergehen. Treten sie

Häufigste Störfelder: Narben, wurzeltote Zähne, chronische Entzündungsherde

erneut auf, wird die Neuraltherapie so lange wiederholt, bis eine endgültige Beschwerdefreiheit erreicht ist. In Ausnahmefällen ist das sogar von einer Sekunde zur anderen möglich; was den Betroffenen als ein Wunder erscheinen mag, ist rein medizinisch ein »Sekundenphänomen nach Huneke«.

Lokale Therapie

Sie unterscheidet sich im wesentlichen dadurch, daß bei ihr das Lokalanästhetikum direkt in Punkte der Haut injiziert wird, die bei Berührung Schmerzen auslösen (Triggerpunkte). Ihre Wirkung ist ebenso gut.

Das Lokalanästhetikum wird direkt in die Triggerpunkte gespritzt

Heilfasten: Zwei gute Gründe für die Gesundheit

Fasten ist etwas ganz anderes als Hungern. Fasten ist ein zeitweiliger, freiwilliger Verzicht auf Nahrung – und ein Heilfaktor erster Ordnung. Heilfasten unter ärztlicher Kontrolle hat teils verblüffend gute Erfolge, auch bei Erkrankungen innerer Organe. So kann eine vergrößerte Fettleber bereits nach zwölf Fastentagen beinahe wieder ihren normalen Zustand erreicht haben. Zugleich lassen Völlegefühl und Müdigkeit nach, während die Leistungsfähigkeit und das Wohlbefinden deutlich größer werden als zuvor. Voraussetzung dafür ist allerdings eine noch ausreichende Leberfunktion, denn das Organ wird währenddessen durch Umbau und Entgiftung von Stoffwechselprodukten belastet. Der große therapeutische Nutzen des Heilfastens ist vor allem auf zwei Faktoren zurückzuführen:

Schon nach zwölf Fastentagen kann eine vergrößerte Fettleber wieder ihren Normalzustand erreicht haben

1. Entlastung

Sie ergibt sich zwangsläufig. Wenn der Körper kaum noch Nahrung bekommt, muß die Bauchspeicheldrüse viel weniger Verdauungssäfte absondern und die

Die Dreieck-Therapie

Gallenblase viel weniger Gallenflüssigkeit freigeben. Die Leber wird zwar von der Verdauungsarbeit entlastet, sie muß aber mehr Energie aus Nährstoffreserven bereitstellen, und ihre Entgiftungsfunktion ist vermehrt gefordert. Wie die Gallenblase wird die Bauchspeicheldrüse beim Heilfasten weitgehend ruhiggestellt und kann sich regenerieren. Weil zu Beginn des Fastens das Cholesterin vermehrt ist, besteht die Gefahr, daß in der Gallenblase kleine Kristalle als Ausgangspunkte großer Gallensteine ausfallen. Dagegen wird Bittersalz eingesetzt, das den Gallenfluß anregt, zudem den Darm entgiftet und entschlackt.

Bittersalz regt den Gallenfluß an, entgiftet und entschlackt den Darm

Für das Überleben während der Fastenzeit wird der Stoffwechsel umgestellt. Die Fette werden aus Depots abgebaut, aus den Zellen einer Fettleber ebenso wie aus den Polstern im Unterhautfettgewebe und aus dem sogenannten Netz (Omentum) im Bauch. Das führt zu einer Gesundung der Leber und auch zu einem Abbau von Körpergewicht – was zwar nicht der eigentliche Grund, aber eine willkommene Nebenwirkung des Heilfastens ist. Das Eiweiß wird zu Beginn hauptsächlich aus krankem Gewebe, überalterten Zellen sowie schädlichen Ablagerungen gewonnen. Diese Schlacken und Rückstände werden während der Fastenzeit ziemlich schnell aufgebraucht, wodurch eine Entlastung und Erneuerung zugleich möglich sind – und weshalb dieser Effekt völlig zu Recht auch als »Operation ohne Messer« bezeichnet wird.

2. Umstimmung

Gemeint ist damit die Reaktion des gesamten Organismus auf den Reiz durch den Nahrungsentzug. Sie ist nicht auf die Verdauungsorgane begrenzt, sondern erfaßt den Stoffwechsel, Herz und Kreislauf, die Hormondrüsen, das vegetative Nervensystem, das Immunsystem – obgleich es vorübergehend zu einer geringfügigen Schwächung der körpereigenen Abwehrkräfte kommen kann, sind auch sie hinterher stärker als zuvor. Auf diese Weise wird Heilfasten zu einer Art Gesundbrunnen für den ganzen Körper.

Heilfasten – ein Gesundbrunnen für den ganzen Körper

Heilfasten – aber richtig

Heilfasten unter ärztlicher Kontrolle ist ein fester Bestandteil der Ganzheitstherapie im Schwarzwald Sanatorium Obertal. Es beginnt mit dem Vorfasten: Einen Tag lang dürfen die Patienten Reis oder Obst essen; dadurch werden die Reinigung des Darmes von Rückständen und die kommende Umstellung erleichtert. Am zweiten Tag müssen die Patienten in der Regel eine lauwarme Lösung mit Bittersalz trinken, das als natürliches Abführmittel den Darm möglichst schonend vollends entleert.

An den folgenden Fastentagen gibt es nur noch Quark oder Buttermilch, Suppen und Säfte, die vorwiegend aus Gemüse zubereitet werden, sowie Mineralwasser und Kräutertees, die mit etwas Honig gesüßt sein dürfen. Insgesamt 2 bis 3 Liter Flüssigkeit sollten täglich aufgenommen werden, um alle Schlackenstoffe auflösen und ausscheiden zu können.

An den Fastentagen sind nur Quark, Buttermilch, Suppen, Säfte, Tee und Mineralwasser erlaubt

Um einen Mangel an Vitaminen, Mineralstoffen und Spurenelementen sowie an essentiellen Aminosäuren als Eiweißbauteile von vornherein zu verhindern, werden diese Nährstoffe mit den vier Säulen der Vital-Plus-Therapie (siehe Seite 195) eingenommen. Ganz individuell wird auch nach dem zweiten Tag manchen Patienten noch Bittersalz verabreicht, um den Gallenfluß und die Darmtätigkeit anzuregen und dadurch die Entgiftung zu unterstützen.

Die Dreieck-Therapie

Beim Fastenbrechen muß ganz langsam wieder auf feste Kost umgestellt werden

Wie lange das Heilfasten dauert, ist je nach Fall individuell verschieden. Für alle Patienten jedoch gilt, daß beim Fastenbrechen der Körper allmählich wieder an feste Kost gewöhnt werden muß, genau nach den Anweisungen der Ärzte.

Im Schwarzwald Sanatorium Obertal sind bereits sehr viele dieser Heilverfahren durchgeführt worden. Es ist dabei zu keinerlei ernstlichen Komplikationen gekommen, und es werden sehr gute bis gute Erfolge damit erreicht.

Darmsanierung: Gesund durch Symbioselenkung

Wie eng der Darm und die anderen Verdauungsorgane miteinander verbunden sind, wurde bereits ausführlich beschrieben. An dieser Stelle nur einige Stichworte zur Erinnerung: In die Leber gelangen über die Pfortader (siehe Seite 14) direkt alle Substanzen, die von der Schleimhaut im Darm aufgenommen werden und verstoffwechselt beziehungsweise entgiftet werden müssen. Die Gallenflüssigkeit kehrt in ihrem enterohepatischen Kreislauf (siehe Seite 122) immer wieder in den Darm zurück, wobei in ihm die Gallensäuren verändert werden. Die Bauchspeicheldrüse wird auch vom Darm her gesteuert und gibt ihren Verdauungssaft in den Darm ab.

Das innere Dreieck ist auf Gedeih und Verderb mit dem Darm verbunden

Wegen dieser engen Verbundenheit können Veränderungen im Darm zwangsläufig zu Störungen der anderen Verdauungsorgane führen. Das gilt insbesondere bei Abweichungen der sogenannten Darmflora aus Bakterien. Normalerweise leben sie mit dem Menschen in einer Symbiose zum gegenseitigen Nutzen: Der Mensch versorgt sie mit Nahrung; die Bakterien machen sich für seine Gesundheit nützlich, indem sie unter anderem Nahrungsmittel verarbeiten, das Immunsystem unterstützen, die Vitamine K und Biotin produzieren, Giftstoffe und Zersetzungsprodukte unschädlich machen.

Eubiose und Dysbiose

Ändert sich die Zusammensetzung der Darmflora, kann aus dieser Eubiose (»eu« = gut) eine Dysbiose (»dys« = miß) werden: Bestimmte Bakterien nehmen überhand, andere gelangen in Abschnitte des Darms, in die sie nicht hineingehören. Die wichtigsten Gründe dafür sind einseitige Ernährung, insbesondere mit zuviel Fett und Eiweiß, Funktionsstörungen von Magen und Darm, schwere Infektionskrankheiten wie Salmonellose, Ruhr und Typhus, vor allem aber unerwünschte, wenngleich unvermeidliche Nebenwirkungen bei der Behandlung mit Medikamenten. Antibiotika machen vielfach keinen Unterschied, töten oft die nützlichen Bakterien im Darm ebenso wie krankmachende Erreger.

Zu den Folgen einer Dysbiose gehört, daß die Leber durch vermehrte Giftstoffe und Zersetzungsprodukte aus dem Darm übermäßig belastet wird und daß die Gallenwege durch eindringende Bakterien infiziert und entzündet werden können, weil diese dann bis in den Dünndarm vordringen.

Gegen diese Ursache gibt es ein gutes Mittel: die Darmsanierung durch eine Symbioselenkung. Dank ihr wird die schädigende Dysbiose beseitigt, die nützliche Eubiose wiederhergestellt. Um das zu erreichen, werden im Darm wieder normale Verhältnisse geschaffen, mit den nützlichen Bakterien in der richtigen Zusammensetzung. Für diese »Sanierung und Regenerierung der physiologischen Darmflora« – so der Fachausdruck dafür – gibt es kein starres Schema;

Eine intakte Darmflora verarbeitet Nahrungsmittel, unterstützt das Immunsystem, produziert die Vitamine K und Biotin und vernichtet Giftstoffe sowie Zersetzungsprodukte

Die Dreieck-Therapie

sie wird individuell so durchgeführt, wie es der jeweilige Fall verlangt. Häufig aber verläuft die Symbioselenkung in drei Stufen:

Verlauf der Symbioselenkung

Die drei Stufen der Symbioselenkung

- Die erste Stufe sind Fastentage, während derer der Darm gereinigt und eine Umstimmung (siehe Seite 204) erreicht wird, die auch die drei Verdauungsorgane entlastet.
- In der zweiten Stufe werden sogenannte Bakterienlysate eingenommen, die bestimmte Stoffwechselprodukte oder Bestandteile von Darmbakterien enthalten.
- Mit der dritten Stufe werden im Darm wieder nützliche Bakterien für eine gesunde Darmflora angesiedelt. Mittel zu diesem Zweck sind vor allem standardisierte Präparate mit lebenden oder abgetöteten Bakterien. Es kann auch eine sogenannte Autovakzine ganz individuell aus den Bakterien in einer Stuhlprobe des Patienten hergestellt werden.

Wie die Symbioselenkung am besten zu geschehen hat, wird der Arzt festlegen. Der Patient sollte jedoch schon vorher wissen, daß diese Gesundung über den

Eine Darmsanierung ist langwierig

Darm sich über längere Zeit hinziehen wird und eventuell mehrmals wiederholt werden muß, bis endlich wieder eine normale Darmflora besteht. Außerdem wirkt diese Methode nicht für sich allein, sondern stets als Bestandteil eines umfassenden Therapiekonzepts. Dazu gehört unbedingt eine vernünftige, verträgliche, vollwertige Ernährung, um den neugeschaffenen gesunden Zustand im Darm künftig zu erhalten – worauf die Patienten im Schwarzwald Sanatorium Obertal hingewiesen und worin sie von uns für die Einhaltung zu Hause unterwiesen werden.

Die Wirkung von Laktulose und Bifidus-Bakterien

Es gibt noch andere Möglichkeiten, den Darm zum Besseren hin zu beeinflussen, und zwar durch die Laktulose und durch die Bifidus-Milch beziehungsweise durch Joghurt mit Bifidus-Bakterien. Beide sind ganz natürliche Wirkstoffe. Die Laktulose ist ein sogenannter Zweifachzucker (Disaccharid) aus Galaktose und Fruktose. Die Bifidus-Bakterien sind überaus nützliche Bestandteile der normalen Darmflora. Beide haben dieselbe Wirkung: Bei einer Dysbiose wird das Übermaß an störenden Keimen zurückgedrängt und das Wachstum der hilfreichen Bakterien gefördert. So wird wieder eine Eubiose erreicht, bei der im Darm weniger giftige Zersetzungsprodukte entstehen und auch weniger Ammoniak. Infolgedessen wird die gesunde Leber entlastet, und bei bereits bestehenden Leberleiden ist das Gehirn nicht länger durch eine hepatische Enzephalopathie (siehe Seite 79) gefährdet. Beide Naturmittel haben allerdings auch dieselben Nebenwirkungen, nämlich Blähungen und Durchfälle. Diese lassen sich zumindest lindern, indem Laktulose und Bifidus-Milch nur nach den Mahlzeiten und genau in der empfohlenen Dosierung eingenommen werden.

Laktulose ist ein Zweifachzucker; Bifidus-Bakterien sind Bestandteile der gesunden Darmflora

Enzymtherapie: Bei Entzündungen, als Ersatz

Enzyme sind wichtige Helfershelfer des Lebens. Sie sind nicht nur unentbehrlich für den Stoffwechsel in der Leber (siehe Seite 19) und für die Verdauung durch den Saft aus der Bauchspeicheldrüse (siehe Seite 160), sondern darüber hinaus für die normale Funktion einer jeden Zelle. Denn sie ermöglichen, beschleunigen und steuern alle lebenserhaltenden Prozesse im Organismus. Sie selbst verändern sich dabei zwar

Die Dreieck-Therapie

nicht, aber ihr Dabeisein ist alles. Enzyme werden deshalb zu Recht auch Biokatalysatoren genannt.

Ein gesunder Mensch verfügt über genügend Enzyme. Ein kranker Mensch benötigt mehr davon, um beispielsweise in den Verlauf von Entzündungen einzugreifen oder um den Ausfall von eigenen Enzymen auszugleichen. Diese Situationen sind Indikationen für eine systemische Enzymtherapie, mit der diese biochemischen Substanzen von außen zugeführt werden. Ein gutes Mittel zu diesem Zweck ist unser Präparat Enzyrell®. Es enthält ausschließlich natürliche Enzyme wie Bromelain aus der Ananas, Papain vom Papayabaum und Trypsin, Chymotrypsin, Pankreatin aus der Bauchspeicheldrüse – genau auf diese Kombination kommt es an. Die Dragees werden eine halbe bis eine Stunde vor einer Mahlzeit mit reichlich Flüssigkeit eingenommen. Die Enzyme aus ihnen gelangen durch den Magen über den Darm ins Blut und mit diesem dorthin, wo sie gebraucht werden. Ihre Wirkung richtet sich jeweils nach den Erfordernissen.

Wirkungsvolle Enzymkombination: Bromelain aus der Ananas; Papain aus der Papaya; Trypsin, Chymotrypsin und Pankreatin aus der Bauchspeicheldrüse

In welchen Fällen Enzyme eingesetzt werden

Als Therapie werden Enzyme bei Entzündungen angewendet, auch bei solchen der Leber (siehe Seite 83), der Galle (siehe Seite 141) und der Bauchspeicheldrüse (siehe Seite 169). Sie wirken im Prinzip stets gleich: Enzyme hemmen nicht etwa eine Entzündung, sondern beschleunigen deren Verlauf. Und das ist auch gut so. Denn je rascher eine Entzündung ausheilt, desto weniger Schaden entsteht und desto mehr bleibt von der Funktion des Organs erhalten. Die Enzyme zerlegen zudem sogenannte Immunkomplexe, die bei einer Entzündung anfallen, und sie aktivieren die Freßzellen (Makrophagen), damit diese

Enzyme helfen, Entzündungen möglichst rasch auszuheilen

Gewebereste und andere Rückstände abräumen. Enzyme unterstützen und ergänzen auf diese Weise andere Maßnahmen, insbesondere die Immun-Therapie mit Thymosand® (siehe Seite 192).

Zur Substitution werden Enzympräparate bei einer Leistungsschwäche (Insuffizienz) der Bauchspeicheldrüse (siehe Seite 175) genutzt, um die nun fehlenden körpereigenen Enzyme zu ersetzen – je nach Notwendigkeit die sogenannte Lipase für die Verdauung von Fetten oder auch Proteasen für die Verwertung von Eiweiß beziehungsweise Amylasen für die Verwertung von Kohlenhydraten. Werden die Enzyme hoch genug dosiert, bessern sich alle Verdauungsstörungen wie Völlegefühl, Blähungen, Fettstuhl sowie Unverträglichkeit bestimmter Nahrungsmittel, die durch Enzymmangel bereits entstanden waren. Bei manchen Patienten mit einer chronischen Pankreatitis (siehe Seite 173) vermag die Enzymtherapie sogar, die schlimmen Schmerzen zu lindern. Warum und wie das möglich ist, kann zwar nicht detailliert erklärt werden (in jedem Fall wird die Bauchspeicheldrüse entlastet), aber das interessiert die dankbaren Patienten auch wenig.

Eine Enzymtherapie kann auch schmerzlindernd wirken

Homöopathie: Gleiches heilt Gleiches

Sie gibt es seit mehr als 150 Jahren, und sie ist nach wie vor aktuell: die Homöopathie, die »Gleiches mit Gleichem« heilen kann. Diesen Grundsatz hat ihr Begründer, der deutsche Arzt SAMUEL HAHNENMANN (1755–1843), mit seiner »Ähnlichkeitsregel« geprägt, deren voller Wortlaut ist: »Wähle, um sanft, dauerhaft und schnell zu heilen, in jedem Falle eine Arznei, welche ein ähnliches Leiden von sich erregen kann, als sie heilen soll.«

Die Dreieck-Therapie

Anders ausgedrückt: Homöopathie macht den Menschen gesund, indem sie vorsätzlich eine gleichartige, wenngleich schwächer verlaufende Reaktion auslöst, die einen gezielten Reiz auf den Organismus ausübt, der daraufhin Abwehrkräfte mobilisiert und Selbstheilungskräfte aktiviert.

Die homöopathischen Arzneimittel, die das möglich machen, werden Simile (»similis« = ähnlich) genannt. Sie sind von SAMUEL HAHNEMANN und seinen Nachfolgern in Selbstversuchen sowie an anderen gesunden Menschen geprüft worden. Für die Behandlung von Erkrankungen der Leber und der Galle sind unter anderem Chelidonium majus (Schöllkraut), Taraxacum officinale (Löwenzahn), Natrium sulfuricum (Glaubersalz), Podophyllum peltatum (Maiapfel) als wirksam befunden worden.

Erst nachdem sie zu Dezimalpotenzen aufbereitet worden sind, kommen homöopathische Arzneimittel zur Anwendung

Für die Anwendung werden die homöopathischen Arzneimittel zu sogenannten Dezimalpotenzen (D) aufbereitet. D1 bedeutet, daß ein Teil der Ursubstanz mit neun Teilen Wasser oder Alkohol geschüttelt beziehungsweise mit Milchzucker verrieben worden ist. Für die weiteren Potenzen wird diese Aufbereitung jeweils im gleichen Verhältnis fortgesetzt – über D12 hinaus bis D30 und noch höher. Denn in der Homöopathie wirkt nicht die Substanz an sich, sondern die durch Potenzierung gewonnene Arznei.

Wichtig: Das Arzneimittelbild

Für die Auswahl der homöopathischen Arzneimittel ist das Arzneimittelbild bestimmend. Es muß möglichst genau mit den Symptomen des Patienten übereinstimmen. Für Chelidonium in der Potenz D2 als »mächtigem Stoffwechselmittel« mit dem Hauptangriffspunkt Leber, Darm, Bauchspeicheldrüse gilt

Homöopathie

beispielsweise folgendes Arzneimittelbild: »Druck, Stechen, Spannungsschmerz in der Lebergegend, Schwere- und Geschwollenheitsgefühl, kann nicht links liegen, Unverträglichkeit von Kleiderdruck, aufgetriebener Leib mit Kollern und Rumpeln, aber kein Abgang von Winden. Frühdurchfälle, typisch, speziell nach dem Frühstück, wird geräuschvoll und im Strahl entleert, auch ›Verstopfungsdurchfall‹ mit Beimengungen alter, harter Stuhlknollen. Starke Gasbildung im Colon ascendens (aufsteigender Teil des Dickdarms) und im Caecum (Blinddarm). Frostigkeit und Unverträglichkeit wasserreicher Speisen.« Fazit: Einem Patienten mit genau diesen Beschwerden kann Chelidonium D2 verordnet und ihm mit diesem geholfen werden. Dieses Beispiel macht verständlich, warum die klassische Homöopathie viel Zeit, Geduld und Erfahrung erfordert.

Kombinationspräparate haben ein breiteres Wirkungsspektrum

Um die Behandlung zu vereinfachen und dadurch zu erleichtern, wurden Kombinationspräparate entwickelt, die ebenfalls in Potenzen angewendet werden. Sie enthalten kein Einzelmittel, sondern mehrere gleichartige Wirkstoffe, die ein breiteres Wirkungsspektrum abdecken.

Der deutsche Arzt HANS-HEINRICH RECKEWEG (1905–1985) hat diese Homotoxikologie begründet. Ihr Ziel ist es, den Körper gezielt zu stärken, so daß er selbst das Übermaß an krankmachenden Giftstoffen (Toxinen) neutralisieren und wieder ein gesundes Gleichgewicht herstellen kann. Die Mittel der Homöopathie sind antihomotoxische Präparate, die auch bei der Behandlung von Erkrankungen der Leber, Galle und

Ziel der Homotoxikologie ist es, den Körper so zu stärken, daß er von sich aus mit Krankheitsstoffen fertigwerden kann

Die Dreieck-Therapie

Bauchspeicheldrüse eingesetzt werden. Zum Beispiel Hepar compositum zur Anwendung bei »Leber- und Gallenaffektionen, akut und chronisch, zur Anregung der entgiftenden Leberaffektion«. Es enthält Substanzen aus Leber, Zwölffingerdarm, Thymus, Dickdarm, Gallenblase, Chinarinde, Bärlapp, Mariendistel, Schöllkraut, Löwenzahn und noch einige andere.
Ein weiterer Ansatzpunkt, der auf die Grundlagen der klassischen Homöopathie zurückgeht, sind Injektionslösungen. Zu ihnen gehört unser Präparat Zinkorell®, das Zinkgluconat in der Potenz D4 enthält. Bis zu dreimal täglich wird jeweils eine Ampulle zu 1,0 Milliliter injiziert. Es bewirkt, daß körpereigene Depots vom Zink aktiviert werden und der Stoffwechsel dieses Spurenelements verbessert wird, was bei chronischen Leberleiden sehr hilfreich sein kann.

Phytotherapie: Pflanzen fangen Radikale
Die Phythotherapie – ein Zweig der Naturheilkunde – behandelt Krankheiten mit den Wirkstoffen von Pflanzenbestandteilen.

Mariendistel (Silybum marianum)
Gegen Erkrankungen der Leber ist ein überaus nützliches Kraut gewachsen, und zwar die Mariendistel. Vor mehr als 2000 Jahren bereits wurde diese Heilpflanze von griechischen Ärzten angewendet. Der deutsche Mediziner JOHANN GOTTFRIED RADEMACHER (1772–1850) gewann aus ihren Früchten eine Tinktur, die er seinen leber- und gallekranken Patienten verabreichte und die als »Tinctura Cardui Mariae Rademacher« (Rademacher-Stechkörner-Tinktur) noch heute bekannt ist. Welchem leberwirksamen Prinzip die vorbeugende und heilsame Wirkung der Mariendistel zu verdanken

Auch heute noch bekannt: die Rademacher-Stechkörner-Tinktur

ist, konnte jedoch erst mit Hilfe der modernen Forschung geklärt werden. Der Wirkstoff der Mariendistel ist das Silymarin, und dieses wiederum enthält drei ähnliche Bestandteile, von denen das Silibinin der wichtigste ist. Dieser ganz natürliche Arzneistoff macht sich in den Leberzellen doppelt gut nützlich.

Zum einen dringt Silibinin in den Zellkern ein und aktiviert dort ein Enzym, das über die Ribosomen die Produktion von Eiweiß (siehe Seite 24) wesentlich steigert. Infolgedessen können sich die Zellen rascher teilen und das funktionsfähige Parenchymgewebe kann sich eher erneuern. Das schützt die Leber nicht nur vor Schädigungen, sondern hilft ihr auch dabei, bereits entstandene Schäden zu reparieren und wieder gesünder zu werden.

Silibinin tut der Leber in doppelter Hinsicht gut

Zum anderen setzt sich das Silibinin in der Membran der Leberzellen fest und mindert dort toxische Schäden durch Alkohol (siehe Seite 40) und durch bestimmte Medikamente (siehe Seite 52). Das gelingt der Substanz aus der Mariendistel, weil sie ein sogenannter Radikalfänger ist (wenngleich schwächer als die Vitamine C und E sowie Beta-Carotin als Vitamin-Vorstufe und das Spurenelement Selen): Silibinin fängt die freien Radikale ab, die unter anderem beim Genuß von Alkohol beziehungsweise beim Einnehmen von Arzneistoffen entstehen, so daß diese äußerst aggressiven chemischen Substanzen nicht länger die Zellmembran schädigen.

Silibinin hat sogar schon einer Anzahl von Menschen geholfen, eine Vergiftung mit dem Knollenblätterpilz zu überleben. Das Amanitin aus ihm ist eines der stärksten Lebergifte; bereits sieben Milligramm sind für einen Erwachsenen tödlich, und ein Knollenblätterpilz enthält bis zu 50 Milligramm davon. Dennoch

Es kann sogar bei einer Vergiftung mit dem Knollenblätterpilz helfen

Die Dreieck-Therapie

können bis zu 90 Prozent der Patienten überleben, wenn sie rechtzeitig mit Silibinin behandelt werden. Der Schutzstoff aus der Mariendistel ist Bestandteil pflanzlicher Arzneimittel, die rezeptfrei in Apotheken zu haben sind. Dazu gehört das Präparat Hepatorell®, dessen Kapseln sich bei der Behandlung von toxischen Leberschäden, chronischen Leberentzündungen und Leberzirrhose bewährt haben. Es ist noch wirksamer als dieser Tee: Einen Teelöffel Früchte der Mariendistel mit einer Tasse heißem Wasser übergießen, 15 bis 20 Minuten ziehen lassen, schluckweise möglichst warm trinken; dreimal täglich, mindestens sechs Wochen lang.

Schöllkraut (Chelidonium majus)

Die Mariendistel ist die am besten erforschte und die am meisten gebrauchte Heilpflanze gegen Erkrankungen der Leber. Es gibt aber noch andere, sowohl für dieselbe Anwendung als auch zur Vorbeugung und Behandlung von Gallenleiden: das Schöllkraut beispielsweise. Seine Wirkstoffe fördern den Gallenfluß und lösen Verkrampfungen der Gallenwände. Sie können mit einer Tinktur (Tinctura cholagoga fortis DRF) eingenommen oder als Tee getrunken werden: Zwei Teelöffel vom Kraut mit einer Tasse heißem Wasser überbrühen, 10 Minuten ziehen lassen, warm trinken; dreimal täglich jeweils zwischen den Mahlzeiten.

Schöllkraut aktiviert den Gallenfluß und löst Verkrampfungen der Gallenwände

Artischocke (Cynara scolymus)

Die Artischocke wirkt wohltuend auf beide Organe. Ihr Bitterstoff Cynaroprikin schützt die Membran der Leberzellen und regt die Produktion von Gallenflüssigkeit an. Weil man gar nicht soviel von der Gemüsepflanze essen kann, um diese Wirkung zu

Artischocke ist für Leber und Galle gleichermaßen gut

erreichen, wird bei der Behandlung ein Artischockenextrakt eingenommen. Auch wir empfehlen das in den Fällen, in denen es uns angebracht erscheint, beispielsweise bei leichteren Verdauungsstörungen mit Völlegefühl und Blähungen.

Tausendgüldenkraut (Centaurium erythraea)
Mit dem Tausendgüldenkraut wurden ebenfalls gute Erfahrungen gewonnen. Seine Bitterstoffdrogen Amarogentin und Gentiopikrin wirken kräftigend und anregend auf nahezu alle Verdauungsvorgänge. Der Tee daraus sollte jeweils vor den Mahlzeiten getrunken werden; er schmeckt zwar bitter, aber man gewöhnt sich bald daran.

Tausendgüldenkraut kann alle Verdauungsvorgänge wohltuend beeinflussen

Weitere Heilpflanzen
Die Wirkung von Heilpflanzen zur Vorbeugung und bei der Behandlung von Erkrankungen der Leber, Galle und Bauchspeicheldrüse ist mittlerweile sogar vom Bundesgesundheitsamt offiziell anerkannt worden. Aus deren stattlicher Liste hier ein interessanter Auszug: Delinonem (ein Öl aus der Limone) schützt die Leber; Galangawurzel aktiviert die Enzyme in Leber und Darm, die einer Entartung von Zellen zu Krebs entgegenwirken; Pfefferminze wirkt krampflösend, auch bei Gallenkolik; Kalmuswurzel und Cayennepfeffer fördern den Gallenfluß und darüber die Verdauung von Fett; Gelbwurz und Wermut sind wirksam gegen chronische Gallenbeschwerden; Papaya und Ananas regen mit ihren Enzymen die Aktivität des Pankreas an, und die Haronga-Baumwurzel ist hilfreich bei leichten Pankreasstörungen.
Alle diese Heilpflanzen – außerdem noch Paprika und Senf – gehören zu den galletreibenden Mitteln (Cho-

Die Dreieck-Therapie

lagoga), welche die Absonderung von Gallenflüssigkeit aus der Gallenblase anregen. Es gibt auch Mittel, welche die Bildung von Gallensäuren in den Leberzellen fördern. Das sind die sogenannten Choleretika. Zu ihnen gehören Anis- und Pfefferminzöl, Kümmel und Zwiebeln.

Physiotherapie: Wärme und Kälte helfen
Physiotherapie, auch physikalische Therapie genannt, ist der Oberbegriff für »eine allgemeine Anregung oder gezielte Behandlung gestörter physiologischer Funktionen mit physikalischen, naturgegebenen Mitteln« – zum Beispiel mit Wasser (Hydrotherapie) sowie mit Kälte und Wärme (Thermotherapie). Ihre naturgegebenen Mittel und deren Methoden sind einfach in der Anwendung, jedoch von großem Nutzen bei der Vorbeugung von Erkrankungen, zur Unterstützung einer Behandlung und zur Linderung von Beschwerden. Das gilt selbstverständlich auch für Leber, Galle und Bauchspeicheldrüse.

Lendenwickel

Der Lendenwickel regt alle Organe des inneren Dreiecks an

Zur allgemeinen Anregung der Funktion aller drei Organe ist der Lendenwickel bestens geeignet; er wird deshalb sogar nach den Mahlzeiten angelegt, wenn alle anderen großen Wickel untersagt sind. Zur Anwendung: Ein etwa 180 Zentimeter langes und 80 Zentimeter breites Leinentuch (es darf auch ein Bettlaken sein) wird der Länge nach einmal zusammengelegt, in 40 bis 45 Grad warmes Wasser getaucht und gut ausgewrungen. Das naß-warme Tuch wird derart um den Körper gewickelt, daß es vom Bauchnabel bis zur Mitte der Oberschenkel reicht und dabei keine Falten schlägt. Darüber kommt noch ein trockenes Zwischentuch, eine leichte Woll- oder Flanelldecke schließt den Lendenwickel nach außen hin ab. Er bleibt so lange liegen, bis er spürbar abgekühlt ist. Wenn er abgenommen ist, wird die Haut kalt abgewaschen und gut abgetrocknet.

Feucht-heiße Auflage

Bei chronischen Entzündungen können feucht-heiße Auflagen die Durchblutung der inneren Organe fördern und deren Zustand zumindest verbessern. Eine feucht-heiße Auflage ist am einfachsten anzufertigen, indem eine Wärmflasche mit heißem Wasser gefüllt und mit einem feucht-warmen Tuch umwickelt wird. Diese Packung wird entweder am rechten Rippenbogen auf die Haut über Leber und Galle gelegt oder in der Mitte vom Oberbauch über der Bauchspeicheldrüse plaziert. Darüber kommen noch ein trockenes Leinentuch und außen herum eine leichte Wolldecke. Wie der Lendenwickel bleibt auch die feucht-heiße Auflage so lange liegen, bis sie spürbar abgekühlt ist. Hinterher wird die Haut ebenfalls kalt abgewaschen und gut abgetrocknet.

Feucht-heiße Auflagen werden bei chronischen Entzündungen angewendet

Eisblase

Bei akuten Entzündungen niemals Wärme anwenden! Es kann – falls der Arzt nichts dagegen einzuwenden hat – Kälte zur Schmerzlinderung genutzt werden, beispielsweise die Eisblase bei einer Pankreatitis: Eiswürfel aus dem Tiefkühlfach zerkleinern, in einen kleinen Frottebeutel (evtl. Waschhandschuh) füllen und diesen über die schmerzende Stelle auf den Bauch legen. Nach 5 Minuten das Eis erneuern. Eine kalte Packung darf niemals die bloße Haut berühren; deshalb stets ein dünnes Leinentuch dazwischen-

Die Eisblase ist bei akuten Entzündungen angebracht

Die Dreieck-Therapie

legen, falls ein kleiner Tiefkühlbeutel dafür gebraucht wird. Zwischendurch immer wieder kurze Pausen einlegen, während derer die Haut an der Behandlungsstelle wieder besser durchblutet und dadurch erwärmt wird, um einen Kälteschaden zu verhindern.

Zum Abschluß noch eine grundlegende Erklärung zu dieser Physiotherapie: Wärme und Kälte wirken nicht nur direkt auf die inneren Organe, sondern vor allem über dieselben Segmente wie die Neuraltherapie (siehe Seite 200). Der Temperaturreiz wird in der Haut von Nerven wahrgenommen und von diesen an Leber, Galle und Bauchspeicheldrüse weitergeleitet.

Ernährungstherapie: Nährstoffe sind Medizin

Dieser Teil der Behandlung umfaßt nicht nur eine Diät – wenngleich eine »Krankenkost« bei Erkrankungen und Störungen von Leber, Galle, Bauchspeicheldrüse zumeist unerläßlich ist, wie bereits in den jeweiligen Kapiteln erklärt und empfohlen worden ist. Zur Ernährungstherapie gehört auch die gezielte Zufuhr bestimmter Nährstoffe, um einen bestehenden Mangel auszugleichen oder einen erhöhten Bedarf zu decken. In diesen Rahmen fügt sich unsere Vital-Plus-Therapie, die Patienten mit den richtigen Vitaminen, Mineralstoffen, Spurenelementen, Amino- und Fettsäuren in der richtigen Menge versorgt – mehr darüber ab Seite 195. Speziell zur Behandlung von Leberkrankheiten werden auch Nährstoffe wie verzweigtkettige Aminosäuren und essentielle Phospholipide angewendet.

> *Neben der ausgewogenen Schonkost muß bei Erkrankungen des inneren Dreiecks auch auf die Zufuhr bestimmter Nährstoffe geachtet werden*

Aminosäuren

Dies sind die kleinsten Bausteine, aus denen alle Eiweißkörper im Organismus zusammengesetzt sind. Es gibt insgesamt 24, von denen der Körper 16 selbst

Ernährungstherapie

herstellen kann; die anderen müssen ihm regelmäßig und in ausreichender Menge zugeführt werden. Einem gesunden Menschen mit einer vollwertigen Ernährung stehen genügend Aminosäuren zur Verfügung.

Bei einer Leistungsschwäche (Insuffizienz) der Leber durch chronische Erkrankungen kommt es zu zwei folgenschweren Veränderungen. Das Organ kann zum einen die aromatischen Aminosäuren Phenylalanin, Tyrosin, Tryptophan sowie das Methionin nicht mehr ausreichend entgiften, so daß aus ihnen »hirntoxische Substanzen« entstehen, die das Gehirn schädigen. Zum anderen kann die Leber nicht mehr genügend von den verzweigtkettigen Aminosäuren Isoleucin, Leucin, Valin bereitstellen, so daß es dem Körper an diesen Baustoffen mangelt und es zu einem bedrohlichen Eiweißdefizit kommt. Die sogenannte Kwashiorkor-Krankheit mit den abgemagerten Gliedmaßen und dem aufgequollenen Bauch als charakteristische Symptome ist die schlimmste Folge davon.

Durch Zufuhr von mehr Eiweiß mit der Ernährung läßt sich dieser Zustand nicht bessern. Das würde nur dazu führen, daß im Darm zuviel Ammoniak gebildet wird, das mit dem Blut ins Gehirn gelangt und dort eine hepatische Enzephalopathie (siehe Seite 79) verursacht. Um diese Komplikation zu vermeiden, erhalten viele Patienten mit Leberzirrhose weniger Eiweiß, als ihr Körper eigentlich benötigt. Die Ernährungstherapie bietet einen Ausweg aus diesem Dilemma: Die verzweigtkettigen Aminosäuren werden dem Organismus in der richtigen Menge von außen zugeführt, was sowohl mit Infusions- als auch mit Trinklösungen möglich ist. Auf diese Weise werden wieder mehr Baustoffe für Eiweißkörper bereitgestellt, und darüber werden der Ernährungszustand sowie das

Bei einer Leberinsuffizienz entstehen aus Phenylalanin, Tyrosin, Tryptophan und Methionin gehirnschädigende Substanzen; außerdem kommt es durch einen Mangel an verzweigtkettigen Aminosäuren zu einem Eiweißdefizit

Die Dreieck-Therapie

Befinden von Patienten mit chronischer Hepatitis und Leberzirrhose deutlich gebessert.

Phospholipide

Es handelt sich dabei um phosphathaltige Fettstoffe, die in Lebensmitteln vorkommen und die vom Organismus selbst gebildet werden. Sie werden als essentiell bezeichnet, weil sie lebensnotwendig, unverzichtbar sind – auch für die Leber. Für deren Zellen (Hepatozyten) sind sie nicht nur die wichtigsten Bestandteile der äußeren Zellwand (Membran), sondern auch Hauptbausteine der sogenannten Organellen im Zellinneren wie Mitochondrien, Golgi-Apparat, endoplasmatisches Retikulum. Zudem aktivieren sie Enzyme für den Stoffwechsel und sind daran beteiligt, daß Cholesterin in der Gallenflüssigkeit gelöst wird.

Eine kranke Leber vermag nicht mehr genügend Phospholipide aufzubauen; das mindert ihre Funktion noch mehr und schwächt weiterhin ihre Leistungsfähigkeit. Deshalb werden ihr die essentiellen Phospholipide mit Infusionen oder mit Kapseln zugeführt. Sie entsprechen den körpereigenen Substanzen und werden genauso wie diese in die Leberzellen eingebaut. Das ist in Versuchen, für die einzelne Moleküle radioaktiv markiert wurden, zweifelsfrei bewiesen worden. Die essentiellen Phospholipide festigen die Zellmembran, so daß diese widerstandsfähiger wird gegen schädigende Substanzen. Sie regen die vielfältigen Funktionen der Zellorganellen an und fördern die Regeneration des Lebergewebes. Dieser Nutzen ist bei der Behandlung sowohl von akuter als auch chronischer Hepatitis, bei Leberzirrhose und Fettleber zu erreichen – vorausgesetzt, die essentiellen Phospholipide werden lange genug angewendet.

> *Die essentiellen Phospholipide sind sowohl die wichtigsten Bestandteile der Zellmembran der Leber als auch die Hauptbausteine der Organellen im Zellinneren*

Literatur

BITSCH, I./K. KOHLENBERG-MÜLLER Alkoholstoffwechsel und Alkoholverträglichkeit – Unterschiede bei Mann und Frau. Spiegel der Forschung, 2–3/87

EISENBURG, J.: Zur Biochemie und Klinik der alkoholischen Leberschädigung. Naturwissenschaften 63, 556–569 (1976)

EISENBURG, J.: Leber und »die Pille« – Leberschädigung durch orale kontrazeptive Steroide. Hepa-Compress, Nr. 3, Juli 1983

GEESING, H.: Enzyme. Herbig Verlag, München 1990

GEESING, H.: Heilfasten. Herbig Verlag, München 1990

HÄUSINGER, D.: Die hepatische Ammonium-Entgiftung. Fortschritte der Medizin, 103. Jg. (1985), Nr. 45

HOLLENHORST, W.: Leberschädigung durch Chemikalien. Apotheker Journal, Nr. 10 und 11/1984

HOLSTEGE, A./E. J. KOHLBERGER: Epidemiologie und Pathogenese von Gallensteinen. Fortschritte der Medizin, 107. Jg. (1989), Nr. 32

KUNTZ, E.: Rationelle Diagnostik der Leberkrankheiten. Fortschritte der Medizin, 105. Jg. (1987), Nr. 17

LANKISCH, P. G.: Chronische Pankreatitis. Internist/1991 (32)

Literatur

LEE, DR. W. T.: Effect of dietary cholesterol on biliary lipids in patients with gallstones in normal subjects. Am J Clin Nutr 42 (1985) 414

LOWENFELS, A. B.: Pancreatitis and the risk of pancreatic cancer. N. Engl. J. Med. 328 (1993) 1433–1437

MARINGHINI, A.: Biliary sludge and gallstones in pregnancy. Ann. intern. Med. 119 (1993) 2, 116–120

MOK, H. Y. I.: Chronology of cholelithiasis. New Engl. J. Med. 314 (1986) 17, 1075–1077

PFLUGBEIL, K./I. NIESTROJ: Vital Plus. Herbig Verlag, München 1992

SCHIMMELPFENNIG, W.: Lebergifte in unserer Umwelt. Ärztliche Praxis, Nr. 43 vom 29. Mai 1993

SCRAGG, R. K. R.: Diet, alcohol, and relative weight in gallstone disease. Brit. Med. J. 288 (1984) 1113–119

SCHMIDT, K./W. WILDMEISTER (Hrsg.): Vitamin E in der modernen Medizin. MKM Verlagsgesellschaft, Lenggries 1993

SWOBODNIK, W. (Hrsg.): Neuester Stand der Gallenstein-Therapie. Falk-Foundation, 1989

TESCHKE, R.: Erkrankungen der Leber durch Arzneimittel. Deutsches Ärzteblatt, Heft 25/26 vom 23. Juni 1986, 83. Jahrgang

THALER, H.: Leberfibrose heute, Hepa-compress 1/83

WECHSLER, J. G.: Ballaststoffe vom Typ Weizenkleie senken Lithogenität der Galle. Dtsch. med. Wschr. 109 (1984) 1284–1288

Register

Akute-Phase-Proteine 35
Alkohol 40 ff., 69, 73 f.,
 110 f., 135
Alkohol-Hepatitis 91 ff.
Aminosäuren 220 f.
Ammoniak 28
Amylasen 163
Anti-Baby-Pille 31, 52 ff.,
 131, 168, 173, 185
Antioxidantien 51
Arteriosklerose 22 f., 71
Artischocke 216
Arzneimittelschaden 52 ff.,
 97 ff.
Aszites 81 f.
Auflagen, feucht-warme
 155
Auflagen, feucht-heiße 219
Autogenes Training 157
Autoimmunerkrankung 90
Autoimmunprozesse 194
Autointoxikation 63
Azinus 17

B-Vitamine 147
Balken 16
Ballaststoffe 64, 122, 128 f.
Bandwurm 103 ff.
Bauchspeicheldrüse 158 ff.
Bauchwassersucht 81 f.
Beta Carotin 51
Bifidus-Bakterien 209
Bilirubin 33, 104, 119, 124
Bindegewebszwickel 17
Biotransformation 29, 52
Blasengalle 121
Blei 58
Blut 15, 32 ff.
Blutbildung 33
Blutgerinnung 32, 175
Bluthochdruck 71
Blutkörperchenabbau 33
Blutpol 16
Blutungen 77
Blutzucker 21

Register

Cadmium 58
Calcium 52, 148, 164, 186
Carotin 123
Cholagoga 217
Cholangitis 141
Cholangitis, akute 141 ff.
Cholangitis, chronische 144 ff.
Cholecystokinin 121, 164
Choleretika 118
Cholesterin 22, 122 ff., 167, 204
Cholesterin-Pigment-Kalk-Steine 136
Cholesterinesterase 163
Cholesterinsteine 136
Cholezystitis 141 ff.
Cholezystitis, chronische 144 ff.
Chymotrypsin 162

Darmbakterien 142, 145
Darmflora 63, 206 ff.
Darmsanierung 206 ff.
Diabetes 175
Dickdarm 124
Dreieck-Therapie 188 ff.
Dünndarm 123
Dupuytren-Kontraktur 76
Dysbiose 207

Echinacin 89
Echinokokkose 104
Eisblase 219
Eisen 25
Eiweiß 24, 47
Endoplasmatisches Retikulum (ER) 18, 29
Entgiftungsfunktion der Leber 26 ff.
Enzephalitis, akute hepatische 80 f.
Enzephalopathie, hepatische 79 f.
Enzym-Induktion 30 f.
Enzyme 19, 30 f., 77, 161 ff., 174, 182, 186
Enzymtherapie 209 ff.
Ernährung 46 ff., 111 ff., 125 ff., 155 f., 167, 185 f., 200 ff.
Ernährungstherapie 200 ff.
Eubiose 207

Facettensteine 137
Fasten 59, 154, 203 ff.
Fett 49, 133, 185
Fettbremse 165 f.
Fette 22, 123, 126 f.
Fettleber 46, 69 ff., 95 ff., 108, 112
Fettsäuren, ungesättigte 127

Register

Fettstoffwechselstörung 108
Fettstuhl 182
Fibrinogen 32, 35
Folsäure 89, 106
Formaldehyd 30
Freie Radikale 196
Freßzellen 19, 35, 106

Galle 117 ff.
Galle-Tee 156
Gallenblase 121
Gallenblase, akute Entzündung 141 ff.
Gallenblase, chronische Entzündung 144 f.
Gallenblasengang 120
Gallenfluß 156
Gallenflüssigkeit 17, 119 ff.
Gallengänge 120
Gallengrieß 136
Gallenkapillaren 16, 120
Gallenkrebs 140
Gallenoperation 143
Gallensäuren 119, 130
Gallensäuren, primäre 122
Gallensäuren, sekundäre 124
Gallenstein im Ausführungsgang 150 ff.

Gallensteine 47, 55, 125, 130 ff., 135 ff.
Gallensteine, stumme 138
Gallensteinen, Folgen von 137 ff.
Gallensteinkolik 139
Gallenwege, akute Entzündung 145
Gallenwege, chronische Entzündung 146
Gallepol 17
Gelbsucht 17, 87, 92, 103, 125, 140 f., 145, 174, 177
Gelbsucht, infektiöse 84
Geldscheinhaut 76
Gewichtsabnahme 129
Giftung 30
Glukagon 161
Glukoneogenese 21
Glukose 21
Glutamin 28
Glykogen 21, 28
Golgi-Apparat 18

Hämochromatose 25
Harnstoff 28
Heilfasten 203 ff.
Heilpflanzen 214 ff.
Hepar 13
Hepatitis 83 ff.

227

Register

Hepatitis, akute 83 ff., 93 ff., 112
Hepatitis A 60 ff., 83 ff.
Hepatitis B 62, 84 f.
Hepatitis C 85 f.
Hepatitis, chronische 89 ff., 112
Hepatitis D 86
Hepatitis E 86 f.
Hepatitis-Virus B 74
Hepatitis-Virus C 74
Herzinsuffizienz 34
Hirntoxische Substanzen 221
Homotoxikologie 213
Homöopathie 211 ff.
Hormonpräparate 40
Hungerödeme 176
Hygiene 65 f.
Hyperinsulinämie 71
Hyperlipämie 71
Hypertension, portale 78
Hypervitaminose 100

Ikterus 17, 87, 92, 103, 145, 174, 177
Immun-Therapie mit Antikörpern 190 ff.
Immun-Therapie mit Thymus-Peptiden 192 ff.
Immunisierung, aktive 60 ff.
Immunisierung, passive 60 ff.
Immunmodulation 194
Immunsystem 34 ff.
Insulin 161
Interferone 91

Kalorien 47
Kartoffelsack 155
Ketonkörper 24
Kohlenhydrate 20, 49, 128
Kollagen 72
Komplement-System 35
Krampfadern 78
Krankheiten der Bauchspeicheldrüse 168 ff.
Kreislauf, enterohepatischer 122
Kupfer 51
Kupffersche Sternzellen 19, 33
Kwashiorkor-Krankheit 221

Lacklippen 76
Laktulose 65, 209
Leber 11 ff.
Leber, künstliche 38
Leberarterie 14
Leberfibrose 72 ff.
Lebergalle 120
Lebergang 120

Leberhautzeichen 76
Leberkapsel 14
Leberkoma 81, 89
Leberkrebs 82 f.
Leberläppchen 13, 15
Leperlappen 14
Leberpackung 66
Leberpforte 14
Leberpuls 34
Leber-Schonkost 111 ff.
Lebersternchen 76
Leber-Therapie 93 ff.
Lebertransplantation 37
Lebervenen 15
Leberverfettung 69 ff.
Leberwickel 66
Leberzelladenome 55
Leberzellen 14 ff., 36, 120
Leberzirrhose 74 ff., 92, 113
Lendenwickel 218
Lipase 163
Lipidsenker 123
Litholyse 123
Lithotripsie 148
Lokale Therapie 203
Lysosomen 18, 30

Magnesium 196
Mariendistel 214 ff.
Maulbeersteine 137
Medusenhaupt 78

Methylalkohol 30
Meulengracht-Krankheit 104
Mikrovilli 17
Milchsäure 27
Milz 78
Mineralstoffe 50 f.
Mischgalle 122
Mischsteine 137
Mitochondrien 18
Mizellen 123, 131
Morbus Gilbert 104

Nachtblindheit 175
Natrium, doppelkohlensaures 164
Naturheilkunde 189
Nervensystem 157, 160
Neuraltherapie 200 ff.
Nicotinamid 23, 89, 109
Nikotin 27
Nitrate 58
Nukleasen 163

Orthomolekulare Medizin 51, 195
Ösophagusvarizen 78 f.
Östrogene 135
Osteoporose 148, 175
Ozon-Sauerstoff-Eigenblut-Infusion 199

Register

Palmarerythem 77
Pankreas 158 ff.
Pankreasinsuffizienz 175, 182
Pankreaskarzinom 176 f.
Pankreatitis, akute 178 ff.
Pankreatitis, chronische 181 ff.
Pankreomycin 164
Papilla Vateri 120
Papillotomie 152
Parenchym 17
Pfortader 15, 17, 20
Phagozyten 19
Phospholipide 222
Physikalische Therapie 218
Physiotherapie 218 ff.
Phytotherapie 214 ff.
Pigmentsteine 136
Portale Hypertension 78
Porzellangallenblase 144
Protease 162
Prothrombin 32

Quecksilber 58

Radikalfänger 43, 196, 214
Raffinierter Zucker 127 f.
Regenerieren 36
Retikuloendotheliales System (RES) 19, 34, 120
Roemheld-Syndrom 95

Sauerstofftherapie 198 ff.
Sauerstoffradikale 43
Säure-Basen-Haushalt 29
Schöllkraut 216 f.
Schonung 116
Schrumpfgallenblase 144
Schutzimpfung 60 ff.
Schwangerschaft 133, 137
Segmenttherapie 201 f.
Sekretin 164
Selbsthilfe gegen Erkrankungen der Bauchspeicheldrüse 184 ff.
Selbsthilfe gegen Erkrankungen der Leber 110 ff.
Selbsthilfe gegen Gallenleiden 154 ff.
Selen 196
Seropunktur 191 f.
Serumhepatitis 84
Sexualhormone 77
Smog 58
Solitärsteine 137
Speiseröhre 78
Sport 67, 116
Spurenelemente 50 f.
Steine in der Gallenblase 130 ff.
Stoffwechsel 19 ff.
Stoffwechselstörung 107 ff.

Register

Störfelder-Behandlung 202 f.
Streß 157
Stuhlgang 87
Symbioselenkung 206 ff.

Tausendgüldenkraut 217
Therapeutische Lokalanästhesie 201
Therapie der Erkrankungen der Bauchspeicheldrüse 177 ff.
Therapie von Gallenleiden 146 ff.
Thymosand® 193 ff.
Thymusdrüse 192
Thymus-Peptide 192
Tonnensteine 137
Transferrin 25
Trypsin 162

Übergewicht 46, 69, 112, 128 f., 133, 143, 165 f.
Überkapazität 36
Umweltgifte 56 ff., 102 f.
Urin 87

Verdauung 159
Verdauungsstörungen 77
Vererbung 134
Vergiftung 26 ff.

Virus-Hepatitis 84 ff.
Vital-Plus-Therapie 195 ff.
Vitamin A 26, 100 ff., 123, 175
Vitamin-B-Komplex 88, 197
Vitamin C 50 ff., 59, 89, 105, 197 f.
Vitamin D 147, 175
Vitamin E 22, 51, 59, 175, 198
Vitamin K 32, 123, 147, 175
Vitamine 26, 42, 50, 59, 102 f. 114, 147 f., 166, 175, 185
Vorbeugung von Erkrankungen der Bauchspeicheldrüse 166 ff.
Vorbeugung von Gallenleiden 125 ff.
Vorbeugung von Leberleiden 39 ff.
Vorsorgeuntersuchungen 67 f.

Weißnägel 76
Wermut 157

Zieve-Syndrom 92
Zink 51
Zoonose 103 ff.
Zunge 76